MANAGEMENT SYSTEM AND EVALUATION CRITERIA OF NURSING QUALITY

护理质量
管理体系与评价标准

阮列敏　徐琴鸿　刘丽萍　编著

ZHEJIANG UNIVERSITY PRESS
浙江大学出版社　宁波出版社
NINGBO PUBLISHING HOUSE

图书在版编目（CIP）数据

护理质量管理体系与评价标准 / 阮列敏，徐琴鸿，
刘丽萍编著 . — 杭州：浙江大学出版社，2020.11
ISBN 978-7-308-20623-5

Ⅰ . ①护… Ⅱ . ①阮… ②徐… ③刘… Ⅲ . ①护理—
质量管理—评价标准 Ⅳ . ① R47-65

中国版本图书馆 CIP 数据核字（2020）第 183672 号

护理质量管理体系与评价标准

阮列敏　徐琴鸿　刘丽萍　编著

责任编辑	殷晓彤　周真渝
责任校对	季　峥　谢路漫
出版发行	浙江大学出版社　宁波出版社
发行电话	0574-87242865（省外）
	0574-87279895（省内）
	0574-87285190（网购）
网　　址	http://www.nbcbs.com
印　　刷	宁波白云印刷有限公司
开　　本	787mm×1092mm　1/16
印　　张	17.75
字　　数	300 千
版　　次	2020 年 11 月第 1 版
印　　次	2020 年 11 月第 1 次印刷
标准书号	ISBN 978-7-308-20623-5
定　　价	80.00 元

如发现缺页或倒装，影响阅读，请与出版社联系调换　电话：0574-87248279

·序一·

19世纪中叶，南丁格尔开创了现代护理的先河，使护理专业逐渐成为一门独立的学科。护理学的发展从"以疾病为中心""以患者为中心"至"以人的健康为中心"，其内涵得到不断延伸与拓展。当下，护理学已成为一门综合性、多学科的应用科学。随着医药卫生体制改革的不断深化，护理学与医学的关系更为紧密，护理人员的角色功能不断强化，尤其是危重病医学的发展，重症医学科应运而生，这些变化都为护理学科赋予了新的专业内容。我时常拊膺自问：如何培养一支高素质的护理人才队伍？

2008年，我担任宁波市第一医院新一任院长。历经医院改革、等级医院创建、学科建设等发展的关键节点，宁波市第一医院逐渐形成发展有重点、专科有特色、人才有专长、专业更精细的现代医疗新格局，成为甬城百姓心中的标杆医院。但我深知医疗技术发展的核心永远是质量管理，而护理质量管理是医院管理的重要组成部分，这也让我时常思考：高标准下，护理质量管理如何追求质变性的突破？

为探索解决上述困惑，寻求新时期护理质量管理的一条创新之路，在不断经历等级医院评审的洗礼之后，我们探索出以共性需求为导向，以专科需求为定点，将"目标导向"与"问题导向"相融合，将量化标准与反馈评价方式相结合的路径，以追求整体质变的突破，抓好高标准下的护理质量管理，从而提升护理人员的职业素养。

2005年，医院开始进行三级甲等医院的评审工作，至今已历经三轮，护理质量管理理念、管理方法、管理手段、管理范畴、管理内涵和外延均得以丰富和拓展。近几年，医院在实施"优质护理示范工程"过程中，就护理质量管理方面进行深入探索与实践，进一步健全护理质量管理组织，完善评价体系，加大管控力度，将"动态管理""普查与抽查""全面查与专项查"融为一体，实施全方位的护理质量监控，细化护理质量评价标准。

2020年，针对临床不同科室、不同岗位、不同专业的专科特点，医院对护理质量评价标准做了重新梳理。新的护理质量管理体系与评价标准更具专科性，主要内容包括医院护理通用标准、普通护理单元、特殊护理单元、门诊部、急诊部、医技科室、专科护理、常见护理评估量表八个方面。新的评价标准根据稽查数,计算品项的符合率、部分符合率、不符合率,更具可行性、操作性、科学性,旨在质量探寻之路上,精益求精,日臻完善。

护理管理者需要有一双能发现问题的眼睛,发现问题才能探寻规律。在不断发展的现代医学领域,护理规律并非静止,当前医疗体制对护理发展方向的要求正是适应迅速发展的医学规律。医学不是形而上的单纯学科,医学学科需要从业者将动态的思维不断注入向生的通道,同时也要求现代护士不断升华职业角色的各项功能,护理人员是执行者、操作者,更是护理工作的决策者,医师的合作者。护理人员只有拥有扎实的专科能力,通过表象问题看透本质的思维方式,全面升华角色功能,才能在医护之间建立相互协作、信任、和谐的新型关系,释放现代医院的整体效应,提升医疗质量品质和服务品质。

为此,我们编写《护理质量管理体系与评价标准》一书。本书基于循证,从质量结构、质量过程、质量评价三方面,为医院护理质量管理搭建了一个创新的系统框架,全面阐述了护理质量管理核心的指标考核。

希望通过本书,为护理管理者提供实用的质量管理理论、方法及工具,提高管理能力及护理人员的综合素质,共筑全民健康新时代,守护健康中国梦。

宁波市第一医院党委书记
宁波市护理质量控制中心主任　　阮列敏
2020 年 5 月 20 日

· 序二 ·

护理质量品质和护理服务品质在护理管理工作中至关重要。护理质量作为医院管理的重要组成部分，直接影响医院的医疗安全、医疗效果、社会形象等，反映医院的整体管理水平。在医疗卫生体制改革逐步深化的今天，护理质量也成为护理管理者的中心任务及医院护理工作的主要目标。

目前，国内尚缺乏系统、规范、科学的护理质量评价体系。大部分医院尤其基层医院仍沿袭陈旧的标准，采用粗放型与经验主义的管理模式。同时，现有的护理质量评价体系存在很多亟待解决的问题，如与实际工作脱节、无法追溯体系发展脉络、内容比例分配不均、分值设置未体现量化数及达标率、可操作性差等。面对上述现状，我们时常思考，如何使护理质量管理规范化、精细化、实用化。

基于此，我们在临床护理专家中开展了广泛而深入的调研，以 Donabedian 的"结构—过程—结果"三维质量结构模型为理论框架，检索国内外相关文献，查阅众多护理指导用书，并对各家医院的先进理念、管理经验进行提炼和总结。在 JCI 评审标准和 2019 版浙江省医院评审标准的基础上，通过半结构式访谈、专家会议、专家咨询，将医院实际情况与相关规定相结合，本着"去陈取新、去粗取精、化繁为简，来自临床、贴近临床、指导临床"的原则，初步构建起护理质量管理体系模型。我们集结了医疗、院感、教学、行政管理等部门，持续优化改进，弥补原本各医疗部门各自为政的管理模式，开展联合督导检查、相互支持配合的多学科协作联动管理模式，逐渐形成具有鲜明特色的护理管理体系，既富含传统护理底蕴，又不失与时俱进的需求。我们通过梳理和提升，对突显出来的问题及时打补丁，建防火墙，以臻完善，最终编写完成《护理质量管理体系与评价标准》一书。本书作为评估护理质量的依据，框架清晰，层次鲜明，内容浅显易懂，可操作性强，力求以精细化管理、信息化管理、流程化管理、规范化管理促进医院质量与安全管理，是多年来医院管理实践的智慧结晶、经验汇聚。既能对护理工作起到评判作用，又对临床护理工作的开展具有指导意义。

全书以科室需求为逻辑条目，共分 8 章，并按通用性、权重性有序修订护理质量评价标准 39 项。每项标准以思维导图和表格相结合的形式呈现。其中，思维导图部分由模块、关键词、释义构成。各章节用不同色彩区分，便于学员阅读、查询、记忆，同时也便于管理人员进行质量要点培训与考核。本评价标准适用于二、三级综合及专科医院，各级医院可在此基础上根据各自医院现状进行细化，是目前行之有效且操作简洁的护理质量评价体系与标准，值得推广和借鉴。

我们深知，质量与安全是医院管理永恒的主题，质量评价标准是指导员工行为的航标灯，是医院管理的生命线，使员工在工作中有章可循、有规可依，也是护理质量与安全的"先行者"和"防火墙"。希望它能引领医护人员在恪尽职守的同时，心怀对生命的尊重，肩负护佑健康的使命，用看得见的行为、听得见的语言、感受得到的温暖与安全，真正走进患者的心里。

让我们一起努力，为患者的健康尽己所能，在满足患者需求的路上向前、向前、再向前！也希望在今后的管理中，不断总结完善，让质量标准随着患者的需求和医院的发展日臻完美。

《护理质量管理体系与评价标准》的编写凝聚了医院行政、医疗和护理等管理者的心血，在此对大家表示诚挚的谢意。由于学术水平以及客观条件的限制，书中所涉及的内容难免有疏漏与不够严谨之处，希望学者和专家能够积极批评指正，以待进一步修改。最后希望本书能解决您在护理管理中的困惑，带您前往新境界，勇攀新高峰，助您以昂扬的姿态，成功走向医院管理的康庄大道。

刘丽萍

2020 年 2 月 1 日

· 目 录 ·

第一部分

医院护理通用标准

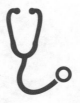

01 患者身份识别管理质量评价标准

·患者身份识别管理质量检查思维导图·

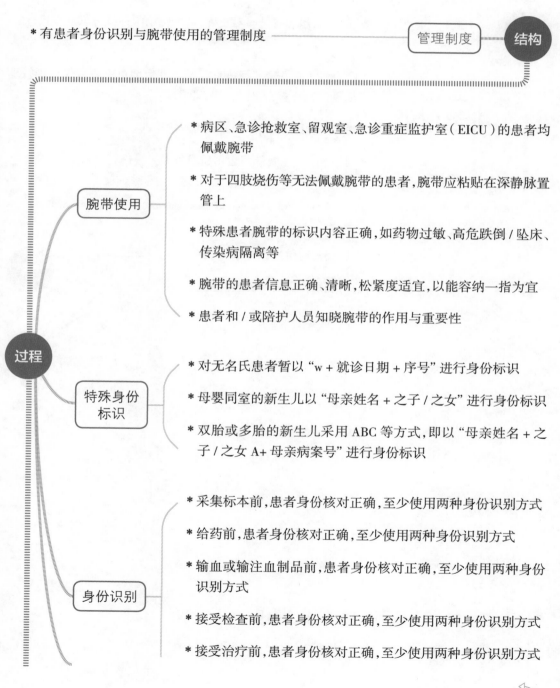

* 有患者身份识别与腕带使用的管理制度 —————— 管理制度 — 结构

过程

腕带使用
- * 病区、急诊抢救室、留观室、急诊重症监护室（EICU）的患者均佩戴腕带
- * 对于四肢烧伤等无法佩戴腕带的患者,腕带应粘贴在深静脉置管上
- * 特殊患者腕带的标识内容正确,如药物过敏、高危跌倒/坠床、传染病隔离等
- * 腕带的患者信息正确、清晰,松紧度适宜,以能容纳一指为宜
- * 患者和/或陪护人员知晓腕带的作用与重要性

特殊身份标识
- * 对无名氏患者暂以"w+就诊日期+序号"进行身份标识
- * 母婴同室的新生儿以"母亲姓名+之子/之女"进行身份标识
- * 双胎或多胎的新生儿采用 ABC 等方式,即以"母亲姓名+之子/之女 A+ 母亲病案号"进行身份标识

身份识别
- * 采集标本前,患者身份核对正确,至少使用两种身份识别方式
- * 给药前,患者身份核对正确,至少使用两种身份识别方式
- * 输血或输注血制品前,患者身份核对正确,至少使用两种身份识别方式
- * 接受检查前,患者身份核对正确,至少使用两种身份识别方式
- * 接受治疗前,患者身份核对正确,至少使用两种身份识别方式

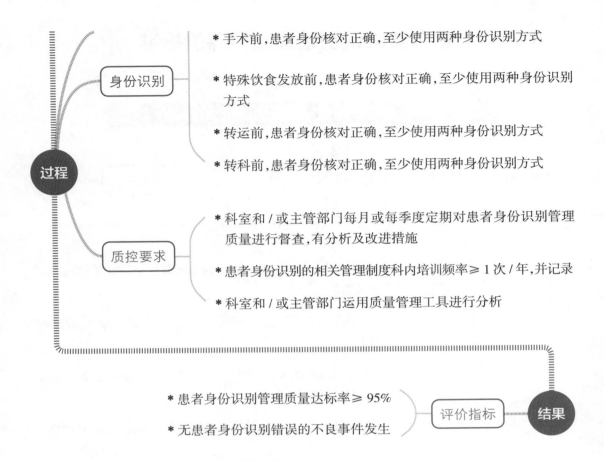

过程

身份识别
* 手术前,患者身份核对正确,至少使用两种身份识别方式
* 特殊饮食发放前,患者身份核对正确,至少使用两种身份识别方式
* 转运前,患者身份核对正确,至少使用两种身份识别方式
* 转科前,患者身份核对正确,至少使用两种身份识别方式

质控要求
* 科室和 / 或主管部门每月或每季度定期对患者身份识别管理质量进行督查,有分析及改进措施
* 患者身份识别的相关管理制度科内培训频率≥ 1 次 / 年,并记录
* 科室和 / 或主管部门运用质量管理工具进行分析

* 患者身份识别管理质量达标率≥ 95%
* 无患者身份识别错误的不良事件发生

评价指标

结果

· 患者身份识别管理质量评价标准 ·

项 目		质量评价标准	稽查数	完全符合	部分符合	不符合	不适用	备注
结构	管理制度	有患者身份识别与腕带使用的管理制度						
过程	腕带使用	病区、急诊抢救室、留观室、急诊重症监护室（EICU）的患者均佩戴腕带						
		对于四肢烧伤等无法佩戴腕带的患者,腕带应粘贴在深静脉置管上						
		特殊患者腕带的标识内容正确,如药物过敏、高危跌倒/坠床、传染病隔离等						
		腕带的患者信息正确、清晰,松紧度适宜,以能容纳一指为宜						
		患者和/或陪护人员知晓腕带的作用与重要性						
	特殊身份标识	对无名氏患者暂以"w+就诊日期+序号"进行身份标识						
		母婴同室的新生儿以"母亲姓名+之子/之女"进行身份标识						
		双胎或多胎的新生儿采用 ABC 等方式,即以"母亲姓名+之子/之女A+母亲病案号"进行身份标识						
	身份识别	采集标本前,患者身份核对正确,至少使用两种身份识别方式						
		给药前,患者身份核对正确,至少使用两种身份识别方式						
		输血或输注血制品前,患者身份核对正确,至少使用两种身份识别方式						
		接受检查前,患者身份核对正确,至少使用两种身份识别方式						
		接受治疗前,患者身份核对正确,至少使用两种身份识别方式						
		手术前,患者身份核对正确,至少使用两种身份识别方式						

项　目		质量评价标准	稽查数	完全符合	部分符合	不符合	不适用	备注
过程	身份识别	特殊饮食发放前,患者身份核对正确,至少使用两种身份识别方式						
		转运前,患者身份核对正确,至少使用两种身份识别方式						
		转科前,患者身份核对正确,至少使用两种身份识别方式						
	质控要求	科室和／或主管部门每月或每季度定期对患者身份识别管理质量进行督查,有分析及改进措施						
		患者身份识别的相关管理制度科内培训频率≥1次／年,并记录						
		科室和／或主管部门运用质量管理工具进行分析						
结果	评价指标	患者身份识别管理质量达标率≥95%	达标率：		合格／不合格			
		无患者身份识别错误的不良事件发生	是／否					

02 仪器、设备管理质量评价标准

· 仪器、设备管理质量检查思维导图 ·

* 有仪器、设备的管理制度

* 有仪器、设备使用意外的应急处置预案与流程 ── 管理制度 ⋯⋯ **结构**

过程

管理原则

* 定人管理、定位放置、定量储备、定期检查和维护

* 仪器、设备账物相符,按风险等级进行管理,常规清点(1次/日),急救仪器、设备每班次清点,并记录

* 定期进行时间校对,时间显示准确

* 转运仪器、设备,如心电监护仪、微量注射泵等,储备电充足,确保转运途中使用时间 ≥ 1h

* 仪器、设备操作规程随机存放(建议二维码管理)

清洁消毒

* 仪器、设备保持清洁,使用消毒湿巾或 500mg/L 含氯消毒液擦拭(1次/周),其他消毒液按说明书使用。消毒液擦拭后 30min 用清水擦拭

* 每人次使用后终末消毒,若被血液、分泌物污染,及时清洁、消毒,使用消毒湿巾或 500mg/L 含氯消毒液擦拭,其他消毒液按说明书使用。消毒液擦拭后 30min 用清水擦拭

* 血压计等的袖带保持清洁,常规消毒(1次/月),若被血液、分泌物污染,及时送至供应室更换

检查维修

* 检查急救仪器、设备运行情况(1次/日),并记录

* 仪器、设备故障悬挂"待修"标识牌,及时送检维修,有交接记录,必要时准备替代的仪器、设备

* 仪器、设备维护记录规范、完整

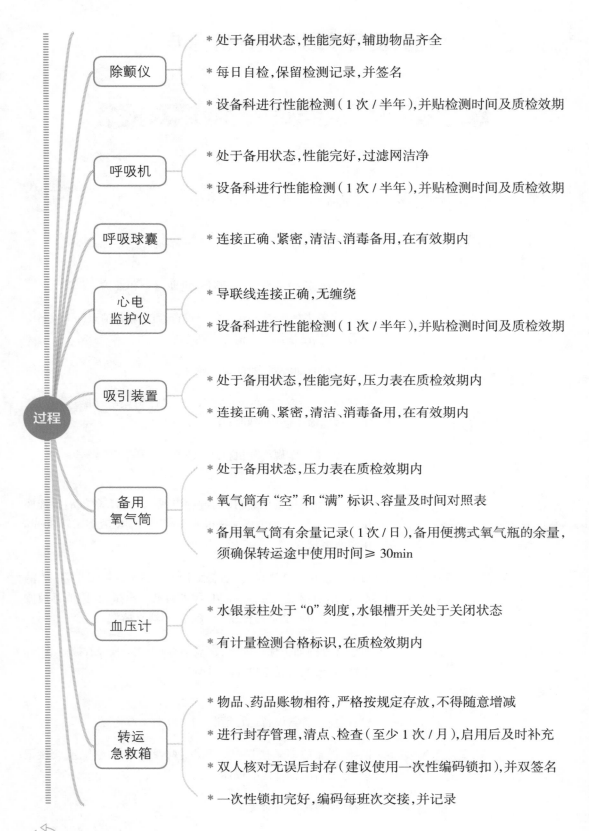

除颤仪
* 处于备用状态,性能完好,辅助物品齐全
* 每日自检,保留检测记录,并签名
* 设备科进行性能检测(1次/半年),并贴检测时间及质检效期

呼吸机
* 处于备用状态,性能完好,过滤网洁净
* 设备科进行性能检测(1次/半年),并贴检测时间及质检效期

呼吸球囊
* 连接正确、紧密,清洁、消毒备用,在有效期内

心电监护仪
* 导联线连接正确,无缠绕
* 设备科进行性能检测(1次/半年),并贴检测时间及质检效期

吸引装置
* 处于备用状态,性能完好,压力表在质检效期内
* 连接正确、紧密,清洁、消毒备用,在有效期内

过程

备用氧气筒
* 处于备用状态,压力表在质检效期内
* 氧气筒有"空"和"满"标识、容量及时间对照表
* 备用氧气筒有余量记录(1次/日),备用便携式氧气瓶的余量,须确保转运途中使用时间≥30min

血压计
* 水银汞柱处于"0"刻度,水银槽开关处于关闭状态
* 有计量检测合格标识,在质检效期内

转运急救箱
* 物品、药品账物相符,严格按规定存放,不得随意增减
* 进行封存管理,清点、检查(至少1次/月),启用后及时补充
* 双人核对无误后封存(建议使用一次性编码锁扣),并双签名
* 一次性锁扣完好,编码每班次交接,并记录

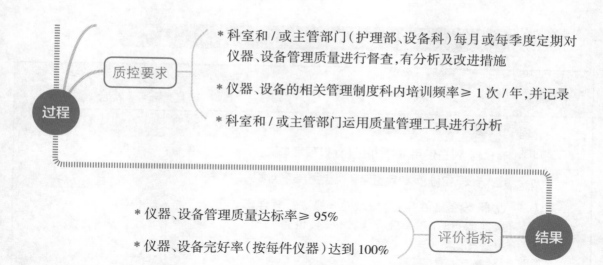

过程

质控要求

* 科室和 / 或主管部门（护理部、设备科）每月或每季度定期对仪器、设备管理质量进行督查,有分析及改进措施

* 仪器、设备的相关管理制度科内培训频率 ≥ 1 次 / 年,并记录

* 科室和 / 或主管部门运用质量管理工具进行分析

* 仪器、设备管理质量达标率 ≥ 95%

* 仪器、设备完好率（按每件仪器）达到 100%

评价指标

结果

·仪器、设备管理质量评价标准·

项 目		质量评价标准	稽查数	完全符合	部分符合	不符合	不适用	备注
结构	管理制度	有仪器、设备的管理制度						
		有仪器、设备使用意外的应急处置预案与流程						
过程	管理原则	定人管理、定位放置、定量储备、定期检查和维护						
		仪器、设备账物相符,按风险等级进行管理,常规清点(1次/日),急救仪器、设备每班次清点,并记录						
		定期进行时间校对,时间显示准确						
		转运仪器、设备,如心电监护仪、微量注射泵等,储备电充足,确保转运途中使用时间≥1h						
		仪器、设备操作规程随机存放(建议二维码管理)						
	清洁消毒	仪器、设备保持清洁,使用消毒湿巾或500mg/L含氯消毒液擦拭(1次/周),其他消毒液按说明书使用。消毒液擦拭后30min用清水擦拭						
		每人次使用后终末消毒,若被血液、分泌物污染,及时清洁、消毒,使用消毒湿巾或500mg/L含氯消毒液擦拭,其他消毒液按说明书使用。消毒液擦拭后30min用清水擦拭						
		血压计等的袖带保持清洁,常规消毒(1次/月),若被血液、分泌物污染,及时送至供应室更换						
	检查维修	检查急救仪器、设备运行情况(1次/日),并记录						
		仪器、设备故障悬挂"待修"标识牌,及时送检维修,有交接记录,必要时准备替代的仪器、设备						
		仪器、设备维护记录规范、完整						
	除颤仪	处于备用状态,性能完好,辅助物品齐全						
		每日自检,保留检测记录,并签名						
		设备科进行性能检测(1次/半年),并贴检测时间及质检效期						

续　表

项　目		质量评价标准	稽查数	完全符合	部分符合	不符合	不适用	备注
过程	呼吸机	处于备用状态,性能完好,过滤网洁净						
		设备科进行性能检测(1次/半年),并贴检测时间及质检效期						
	呼吸球囊	连接正确、紧密,清洁、消毒备用,在有效期内						
	心电监护仪	导联线连接正确,无缠绕						
		设备科进行性能检测(1次/半年),并贴检测时间及质检效期						
	吸引装置	处于备用状态,性能完好,压力表在质检效期内						
		连接正确、紧密,清洁、消毒备用,在有效期内						
	备用氧气筒	处于备用状态,压力表在质检效期内						
		氧气筒有"空"和"满"标识、容量及时间对照表						
		备用氧气筒有余量记录(1次/日),备用便携式氧气瓶的余量,须确保转运途中使用时间≥30min						
	血压计	水银汞柱处于"0"刻度,水银槽开关处于关闭状态						
		有计量检测合格标识,在质检效期内						
	转运急救箱	物品、药品账物相符,严格按规定存放,不得随意增减						
		进行封存管理,清点、检查(至少1次/月),启用后及时补充						
		双人核对无误后封存(建议使用一次性编码锁扣),并双签名						
		一次性锁扣完好,编码每班次交接,并记录						
	质控要求	科室和/或主管部门(护理部、设备科)每月或每季度定期对仪器、设备管理质量进行督查,有分析及改进措施						

续　表

项　目		质量评价标准	稽查数	完全符合	部分符合	不符合	不适用	备注
过程	质控要求	仪器、设备的相关管理制度科内培训频率≥1 次 / 年,并记录						
		科室和 / 或主管部门运用质量管理工具进行分析						
结果	评价指标	仪器、设备管理质量达标率≥95%	达标率:			合格 / 不合格		
		仪器、设备完好率 (按每件仪器) 达到100%	是 / 否					

03 抢救车管理质量评价标准

· 抢救车管理质量检查思维导图 ·

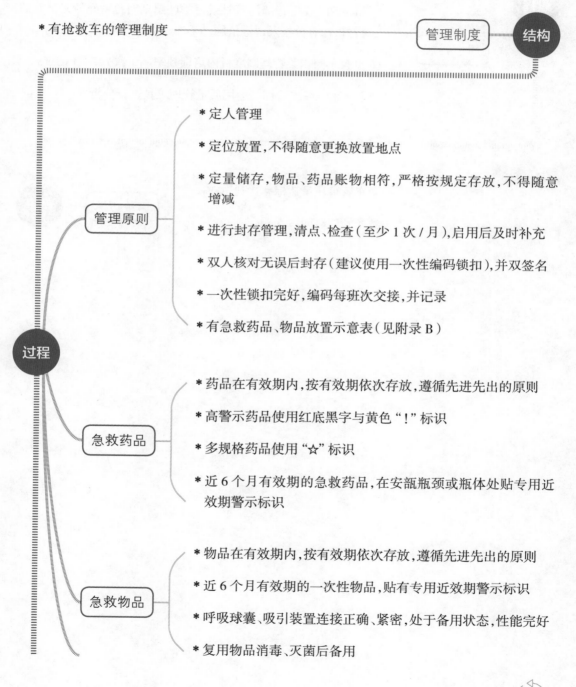

* 有抢救车的管理制度 —————————— 管理制度 — 结构

过程

管理原则

* 定人管理

* 定位放置,不得随意更换放置地点

* 定量储存,物品、药品账物相符,严格按规定存放,不得随意增减

* 进行封存管理,清点、检查(至少 1 次 / 月),启用后及时补充

* 双人核对无误后封存(建议使用一次性编码锁扣),并双签名

* 一次性锁扣完好,编码每班次交接,并记录

* 有急救药品、物品放置示意表(见附录 B)

急救药品

* 药品在有效期内,按有效期依次存放,遵循先进先出的原则

* 高警示药品使用红底黑字与黄色 "!" 标识

* 多规格药品使用 "☆" 标识

* 近 6 个月有效期的急救药品,在安瓿瓶颈或瓶体处贴专用近效期警示标识

急救物品

* 物品在有效期内,按有效期依次存放,遵循先进先出的原则

* 近 6 个月有效期的一次性物品,贴有专用近效期警示标识

* 呼吸球囊、吸引装置连接正确、紧密,处于备用状态,性能完好

* 复用物品消毒、灭菌后备用

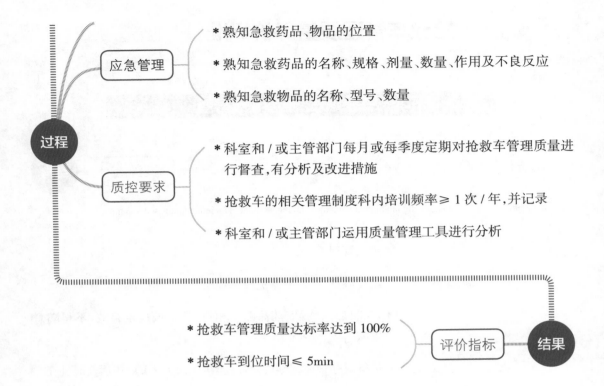

应急管理
* 熟知急救药品、物品的位置
* 熟知急救药品的名称、规格、剂量、数量、作用及不良反应
* 熟知急救物品的名称、型号、数量

过程

质控要求
* 科室和 / 或主管部门每月或每季度定期对抢救车管理质量进行督查,有分析及改进措施
* 抢救车的相关管理制度科内培训频率 ≥ 1 次 / 年,并记录
* 科室和 / 或主管部门运用质量管理工具进行分析

* 抢救车管理质量达标率达到 100%
* 抢救车到位时间 ≤ 5min

评价指标

结果

· 抢救车管理质量评价标准 ·

项	目	质量评价标准	稽查数	完全符合	部分符合	不符合	不适用	备注
结构	管理制度	有抢救车的管理制度						
过程	管理原则	定人管理						
		定位放置,不得随意更换放置地点						
		定量储存,物品、药品账物相符,严格按规定存放,不得随意增减						
		进行封存管理,清点、检查(至少 1 次 / 月),启用后及时补充						
		双人核对无误后封存(建议使用一次性编码锁扣),并双签名						
		一次性锁扣完好,编码每班次交接,并记录						
		有急救药品、物品放置示意表(见附录 B)						
	急救药品	药品在有效期内,按有效期依次存放,遵循先进先出的原则						
		高警示药品使用红底黑字与黄色 "!" 标识						
		多规格药品使用 "☆" 标识						
		近 6 个月有效期的急救药品,在安瓿瓶颈或瓶体处贴专用近效期警示标识						
	急救物品	物品在有效期内,按有效期依次存放,遵循先进先出的原则						
		近 6 个月有效期的一次性物品,贴有专用近效期警示标识						
		呼吸球囊、吸引装置连接正确、紧密,处于备用状态,性能完好						
		复用物品消毒、灭菌后备用						
	应急管理	熟知急救药品、物品的位置						
		熟知急救药品的名称、规格、剂量、数量、作用及不良反应						

项目		质量评价标准	稽查数	完全符合	部分符合	不符合	不适用	备注
过程	应急管理	熟知急救物品的名称、型号、数量						
	质控要求	科室和/或主管部门每月或每季度定期对抢救车管理质量进行督查,有分析及改进措施						
		抢救车的相关管理制度科内培训频率≥1次/年,并记录						
		科室和/或主管部门运用质量管理工具进行分析						
结果	评价指标	抢救车管理质量达标率达到100%	是/否				合格/不合格	
		抢救车到位时间≤5min	是/否					

04 护理安全用药管理质量评价标准

· 护理安全用药管理质量检查思维导图 ·

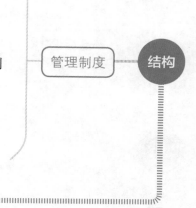

* 有备用药品的管理制度

* 有高警示药品的管理制度

* 有化疗药品的管理制度

* 有麻醉药品、精神药品的管理实施细则

* 有患者自备药品的管理制度

* 有患者给药的管理制度

* 有药物不良反应的报告制度

管理制度 —— 结构

过程

基本要求

* 治疗室有门禁系统或处于关闭状态

* 药品储存区域温度、湿度符合要求(温度 10~30℃,湿度 35%~75%),并记录,出现异常及时处理

* 医用冷藏冰箱有温度监控,温度控制在 2~8℃,并记录,出现异常及时处理

* 医用冷藏冰箱保持清洁,无血标本、私人物品存放,定期除霜(1 次 / 月),并记录

* 口服药车保持清洁,药品摆放正确,药袋标签清晰

备用药品

* 有专人管理

* 有基数管理,账药相符,无多余药品

* 药品标签清晰,无变质、无过期

* 按外包装或药物说明书进行避光、冷藏等储存

备用药品

* 高警示药品单独区域存放

* 外用药品专柜存放、分类放置

* 严格执行交接班制度,每班次清点,并专册记录

药品标识

* 根据药品种类与性质定位放置,标识醒目、清晰

* 高警示药品使用红底黑字与黄色"!"标识

* 多规格药品使用"☆"标识

* 看似药品使用"⊙"标识

* 听似药品使用"β"标识

* 近 6 个月有效期的药品,在安瓿瓶颈或瓶体处贴专用近效期警示标识

过程

麻醉、精神药品

* 麻醉药品"五专"管理,即专人、专柜(保险柜)、专锁(双人与双锁)、专方、专册

* 严格执行交接班制度,每班次当面清点,并专册记录

* 麻醉药品一律不外借

* 麻醉药品及第一类精神药品使用、空安瓿回收、残余液销毁登记本,记录规范,残余液处置执行正确,双人销毁,并双签名

给药环节

* 对所有患者给药均开具医嘱,包括患者自备药品,用药可追溯

* 按医嘱及时给药,合理安排时间,并观察药物疗效及不良反应

* 口服药单剂量分餐发放

* 口服药服药到口,患者处无多余药物

* 药物配制规范,开启和配制有时间记录及配制人员签名,时间精确到分钟,在有效期内使用(已抽吸药液、已开启静脉输入使用的无菌液体有效期 ≤ 2h,已开启、抽吸的溶媒有效期 ≤ 24h)

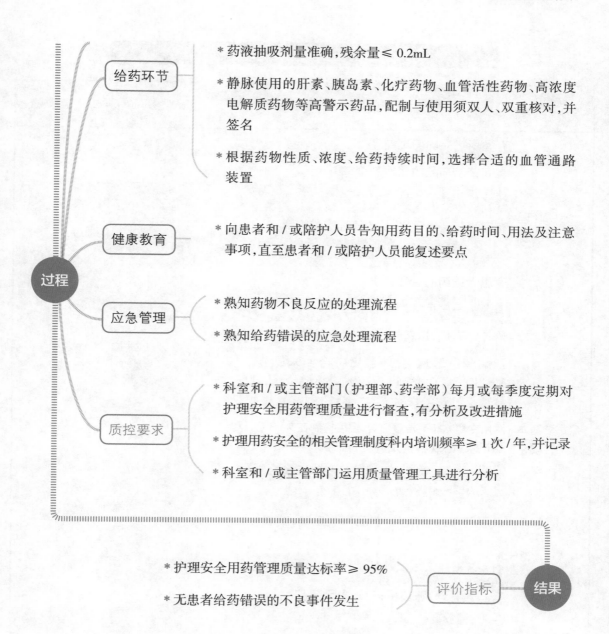

· 护理安全用药管理质量评价标准 ·

项	目	质量评价标准	稽查数	完全符合	部分符合	不符合	不适用	备注
结构	管理制度	有备用药品的管理制度						
		有高警示药品的管理制度						
		有化疗药品的管理制度						
		有麻醉药品、精神药品的管理实施细则						
		有患者自备药品的管理制度						
		有患者给药的管理制度						
		有药物不良反应的报告制度						
过程	基本要求	治疗室有门禁系统或处于关闭状态						
		药品储存区域温度、湿度符合要求（温度10~30℃,湿度35%~75%）,并记录,出现异常及时处理						
		医用冷藏冰箱有温度监控,温度控制在2~8℃,并记录,出现异常及时处理						
		医用冷藏冰箱保持清洁,无血标本、私人物品存放,定期除霜（1次/月）,并记录						
		口服药车保持清洁,药品摆放正确,药袋标签清晰						
	备用药品	有专人管理						
		有基数管理,账药相符,无多余药品						
		药品标签清晰,无变质、无过期						
		按外包装或药物说明书进行避光、冷藏等储存						
		高警示药品单独区域存放						
		外用药品专柜存放、分类放置						
		严格执行交接班制度,每班次清点,并专册记录						
	药品标识	根据药品种类与性质定位放置,标识醒目、清晰						

续　表

项　目		质量评价标准	稽查数	完全符合	部分符合	不符合	不适用	备注
过程	药品标识	高警示药品使用红底黑字与黄色 "!" 标识						
		多规格药品使用 "☆" 标识						
		看似药品使用 "⊙" 标识						
		听似药品使用 "β" 标识						
		近 6 个月有效期的药品,在安瓿瓶颈或瓶体处贴专用近效期警示标识						
	麻醉、精神药品	麻醉药品 "五专" 管理,即专人、专柜(保险柜)、专锁(双人与双锁)、专方、专册						
		严格执行交接班制度,每班次当面清点,并专册记录						
		麻醉药品一律不外借						
		麻醉药品及第一类精神药品使用、空安瓿回收、残余液销毁登记本,记录规范,残余液处置执行正确,双人销毁,并双签名						
	给药环节	对所有患者给药均开具医嘱,包括患者自备药品,用药可追溯						
		按医嘱及时给药,合理安排时间,并观察药物疗效及不良反应						
		口服药单剂量分餐发放						
		口服药服药到口,患者处无多余药物						
		药物配制规范,开启和配制有时间记录及配制人员签名,时间精确到分钟,在有效期内使用(已抽吸药液、已开启静脉输入使用的无菌液体有效期≤ 2h,已开启、抽吸的溶媒有效期≤ 24h)						
		药液抽吸剂量准确,残余量≤ 0.2mL						
		静脉使用的肝素、胰岛素、化疗药物、血管活性药物、高浓度电解质药物等高警示药品,配制与使用须双人、双重核对,并签名						
		根据药物性质、浓度、给药持续时间,选择合适的血管通路装置						

项　目		质量评价标准	稽查数	完全符合	部分符合	不符合	不适用	备注
过程	健康教育	向患者和 / 或陪护人员告知用药目的、给药时间、用法及注意事项,直至患者和 / 或陪护人员能复述要点						
	应急管理	熟知药物不良反应的处理流程						
		熟知给药错误的应急处理流程						
	质控要求	科室和 / 或主管部门(护理部、药学部)每月或每季度定期对护理安全用药管理质量进行督查,有分析及改进措施						
		护理用药安全的相关管理制度科内培训频率≥ 1 次 / 年,并记录						
		科室和 / 或主管部门运用质量管理工具进行分析						
结果	评价指标	护理安全用药管理质量达标率≥ 95%	达标率:		合格 / 不合格			
		无患者给药错误的不良事件发生	是 / 否					

05 医院感染管理质量评价标准

· 医院感染管理质量检查思维导图 ·

* 有医院感染预防与控制的管理制度

* 有消毒、灭菌与隔离的管理制度   ⟶ 管理制度 ⟶ **结构**

* 有医疗废弃物的管理制度

* 有多重耐药菌的管理制度

过程

环境管理

* 病房定时开窗通风,每次通风时间 ≥ 30min(至少 2 次 / 日)

* 病房地面、物表无明显污染时,湿式卫生可采用清洁剂辅助(2 次 / 日)

* 对于 10mL 以下的溅污,先清洁,后消毒,或使用消毒湿巾直接擦拭;对于 10mL 及以上的溅污,先采用吸附材料覆盖,并消毒、清除后,再实施清洁、消毒措施

无菌原则

* 无菌包、消毒液开启后,注明开启时间、有效期(时间精确到分钟),并签名

* 已开启、抽吸的溶媒有效期 ≤ 24h,注明开启时间、有效期(时间精确到分钟),并签名

* 无菌治疗盘的使用有效期 ≤ 4h,注明开启时间、有效期(时间精确到分钟),并签名

* 无菌干罐使用及盛放的镊 / 钳、剪等,有效期 ≤ 4h;使用消毒液浸泡的无菌罐、镊 / 钳、剪等,每周更换 2 次

* 静脉抽血、输液时,严格执行一人一针一带

仪器设备

* 仪器、设备保持清洁,使用消毒湿巾或 500mg/L 含氯消毒液擦拭(1 次 / 周),其他消毒液按说明书使用。消毒液擦拭后 30min 用清水擦拭

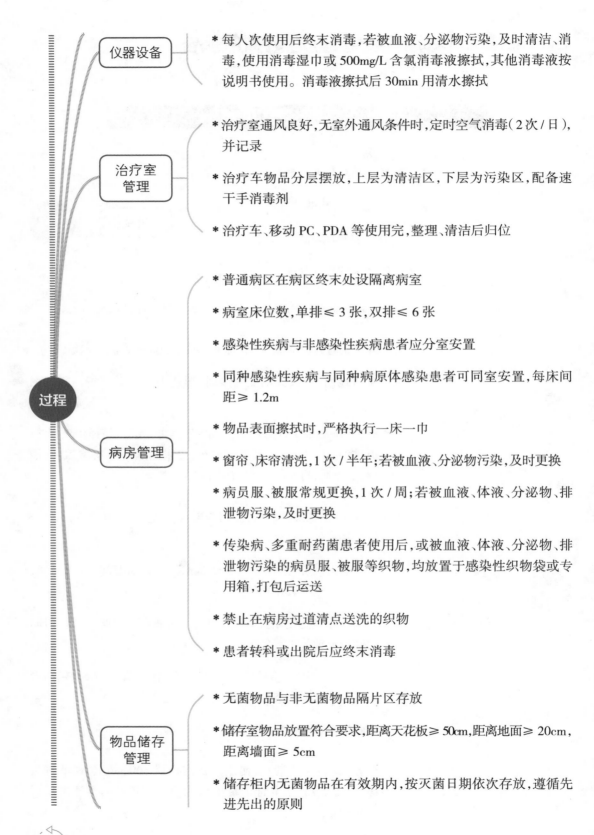

仪器设备
* 每人次使用后终末消毒,若被血液、分泌物污染,及时清洁、消毒,使用消毒湿巾或 500mg/L 含氯消毒液擦拭,其他消毒液按说明书使用。消毒液擦拭后 30min 用清水擦拭

治疗室管理
* 治疗室通风良好,无室外通风条件时,定时空气消毒(2 次 / 日),并记录
* 治疗车物品分层摆放,上层为清洁区,下层为污染区,配备速干手消毒剂
* 治疗车、移动 PC、PDA 等使用完,整理、清洁后归位

过程

病房管理
* 普通病区在病区终末处设隔离病室
* 病室床位数,单排 ≤ 3 张,双排 ≤ 6 张
* 感染性疾病与非感染性疾病患者应分室安置
* 同种感染性疾病与同种病原体感染患者可同室安置,每床间距 ≥ 1.2m
* 物品表面擦拭时,严格执行一床一巾
* 窗帘、床帘清洗,1 次 / 半年;若被血液、分泌物污染,及时更换
* 病员服、被服常规更换,1 次 / 周;若被血液、体液、分泌物、排泄物污染,及时更换
* 传染病、多重耐药菌患者使用后,或被血液、体液、分泌物、排泄物污染的病员服、被服等织物,均放置于感染性织物袋或专用箱,打包后运送
* 禁止在病房过道清点送洗的织物
* 患者转科或出院后应终末消毒

物品储存管理
* 无菌物品与非无菌物品隔片区存放
* 储存室物品放置符合要求,距离天花板 ≥ 50cm,距离地面 ≥ 20cm,距离墙面 ≥ 5cm
* 储存柜内无菌物品在有效期内,按灭菌日期依次存放,遵循先进先出的原则

第
一
部
分

过程

物品储存管理
* 无菌包整洁、干燥、无破损，无菌包外贴有物品名称、有效期，并有签名
* 无菌包外贴化学指示胶带，无菌包内有化学指示卡

清洁用具管理
* 拖把及抹布定位、分类放置
* 一用一更换，使用后集中清洗、消毒、干燥

医疗废弃物管理
* 有门禁系统或上锁管理
* 医疗废弃物分类收集、运送、暂存、交接等环节符合相关法规要求，登记资料保存时间 ≥ 3 年
* 医用垃圾袋袋口扎紧后，贴科室、医疗废弃物类别、日期，并签名，存放时间 ≤ 48h
* 将疑似传染病患者、隔离的传染病患者、隔离的非传染病患者的医疗废弃物放置于双层黄色医用垃圾袋内，并扎紧袋口
* 感染性废弃物、损伤性废弃物放置不超过医用垃圾袋或锐器盒的 3/4
* 对医用垃圾袋、锐器盒使用有效的封口方式

多重耐药菌管理
* 开具接触隔离医嘱，患者腕带、电子病历、床头牌有接触隔离标识
* 在直接接触患者，接触患者使用的物品，处理其分泌物、排泄物后，洗手或使用速干手消毒剂进行手消毒
* 将患者使用后的医疗废弃物放置于双层黄色医用垃圾袋内
* 与患者直接接触的相关医疗器械、物品等，如听诊器、血压计、体温计、输液架等，专人专用
* 对于轮椅、平车、心电图机等不能专人专用的医疗器械、物品，每次使用后，使用消毒湿巾或 1000mg/L 含氯消毒液擦拭，其他消毒液按说明书使用。消毒液擦拭后 30min 用清水擦拭
* 患者外出检查，检查人员须查看腕带上隔离标识，检查后对仪器、设备使用消毒湿巾或 1000mg/L 含氯消毒液擦拭，其他消毒液按说明书使用，并更换床单

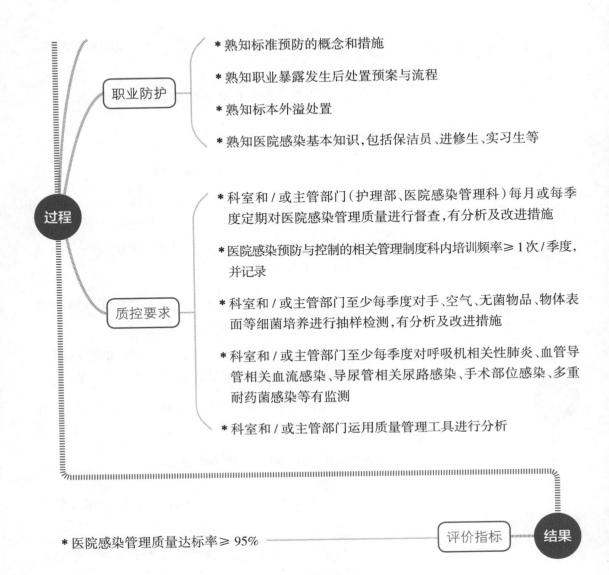

职业防护
* 熟知标准预防的概念和措施
* 熟知职业暴露发生后处置预案与流程
* 熟知标本外溢处置
* 熟知医院感染基本知识,包括保洁员、进修生、实习生等

过程

质控要求
* 科室和 / 或主管部门(护理部、医院感染管理科)每月或每季度定期对医院感染管理质量进行督查,有分析及改进措施
* 医院感染预防与控制的相关管理制度科内培训频率≥1次 / 季度,并记录
* 科室和 / 或主管部门至少每季度对手、空气、无菌物品、物体表面等细菌培养进行抽样检测,有分析及改进措施
* 科室和 / 或主管部门至少每季度对呼吸机相关性肺炎、血管导管相关血流感染、导尿管相关尿路感染、手术部位感染、多重耐药菌感染等有监测
* 科室和 / 或主管部门运用质量管理工具进行分析

* 医院感染管理质量达标率≥95%   评价指标   结果

· 医院感染管理质量评价标准 ·

项	目	质量评价标准	稽查数	完全符合	部分符合	不符合	不适用	备注
结构	管理制度	有医院感染预防与控制的管理制度						
		有消毒、灭菌与隔离的管理制度						
		有医疗废弃物的管理制度						
		有多重耐药菌的管理制度						
过程	环境管理	病房定时开窗通风,每次通风时间≥30min(至少2次/日)						
		病房地面、物表无明显污染时,湿式卫生可采用清洁剂辅助(2次/日)						
		对于10mL以下的溅污,先清洁,后消毒,或使用消毒湿巾直接擦拭;对于10mL及以上的溅污,先采用吸附材料覆盖,并消毒、清除后,再实施清洁、消毒措施						
	无菌原则	无菌包、消毒液开启后,注明开启时间、有效期(时间精确到分钟),并签名						
		已开启、抽吸的溶媒有效期≤24h,注明开启时间、有效期(时间精确到分钟),并签名						
		无菌治疗盘的使用有效期≤4h,注明开启时间、有效期(时间精确到分钟),并签名						
		无菌干罐使用及盛放的镊/钳、剪等,有效期≤4h;使用消毒液浸泡的无菌罐、镊/钳、剪等,每周更换2次						
		静脉抽血、输液时,严格执行一人一针一带						
	仪器设备	仪器、设备保持清洁,使用消毒湿巾或500mg/L含氯消毒液擦拭(1次/周),其他消毒液按说明书使用。消毒液擦拭后30min用清水擦拭						
		每人次使用后终末消毒,若被血液、分泌物污染,及时清洁、消毒,使用消毒湿巾或500mg/L含氯消毒液擦拭,其他消毒液按说明书使用。消毒液擦拭后30min用清水擦拭						

项 目		质量评价标准	稽查数	完全符合	部分符合	不符合	不适用	备注
过程	治疗室管理	治疗室通风良好,无室外通风条件时,定时空气消毒(2次/日),并记录						
		治疗车物品分层摆放,上层为清洁区,下层为污染区,配备速干手消毒剂						
		治疗车、移动PC、PDA等使用完,整理、清洁后归位						
	病房管理	普通病区在病区终末处设隔离病室						
		病室床位数,单排≤3张,双排≤6张						
		感染性疾病与非感染性疾病患者应分室安置						
		同种感染性疾病与同种病原体感染患者可同室安置,每床间距≥1.2m						
		物品表面擦拭时,严格执行一床一巾						
		窗帘、床帘清洗,1次/半年;若被血液、分泌物污染,及时更换						
		病员服、被服常规更换,1次/周;若被血液、体液、分泌物、排泄物污染,及时更换						
		传染病、多重耐药菌患者使用后,或被血液、体液、分泌物、排泄物污染的病员服、被服等织物,均放置于感染性织物袋或专用箱,打包后运送						
		禁止在病房过道清点送洗的织物						
		患者转科或出院后应终末消毒						
	物品储存管理	无菌物品与非无菌物品隔片区存放						
		储存室物品放置符合要求,距离天花板≥50cm,距离地面≥20cm,距离墙面≥5cm						
		储存柜内无菌物品在有效期内,按灭菌日期依次存放,遵循先进先出的原则						
		无菌包整洁、干燥、无破损,无菌包外贴有物品名称、有效期,并有签名						
		无菌包外贴化学指示胶带,无菌包内有化学指示卡						

续　表

项　目		质量评价标准	稽查数	完全符合	部分符合	不符合	不适用	备注
过程	清洁用具管理	拖把及抹布定位、分类放置						
		一用一更换，使用后集中清洗、消毒、干燥						
	医疗废弃物管理	有门禁系统或上锁管理						
		医疗废弃物分类收集、运送、暂存、交接等环节符合相关法规要求，登记资料保存时间≥3年						
		医用垃圾袋袋口扎紧后，贴科室、医疗废弃物类别、日期，并签名，存放时间≤48小时						
		将疑似传染病患者、隔离的传染病患者、隔离的非传染病患者的医疗废弃物放置于双层黄色医用垃圾袋内，并扎紧袋口						
		感染性废弃物、损伤性废弃物放置不超过医用垃圾袋或锐器盒的3/4						
		对医用垃圾袋、锐器盒使用有效的封口方式						
	多重耐药菌管理	开具接触隔离医嘱，患者腕带、电子病历、床头牌有接触隔离标识						
		在直接接触患者，接触患者使用的物品，处理其分泌物、排泄物后，洗手或使用速干手消毒剂进行手消毒						
		将患者使用后的医疗废弃物放置于双层黄色医用垃圾袋内						
		与患者直接接触的相关医疗器械、物品等，如听诊器、血压计、体温计、输液架等，专人专用						
		对于轮椅、平车、心电图机等不能专人专用的医疗器械、物品，每次使用后，使用消毒湿巾或1000mg/L含氯消毒液擦拭，其他消毒液按说明书使用。消毒液擦拭后30min用清水擦拭						
		患者外出检查，检查人员须查看腕带上隔离标识，检查后对仪器、设备使用消毒湿巾或1000mg/L含氯消毒液擦拭，其他消毒液按说明书使用，并更换床单						

续　表

项　目		质量评价标准	稽查数	完全符合	部分符合	不符合	不适用	备注
过程	职业防护	熟知标准预防的概念和措施						
		熟知职业暴露发生后处置预案与流程						
		熟知标本外溢处置						
		熟知医院感染基本知识,包括保洁员、进修生、实习生等						
	质控要求	科室和/或主管部门(护理部、医院感染管理科)每月或每季度定期对医院感染管理质量进行督查,有分析及改进措施						
		医院感染预防与控制的相关管理制度科内培训频率≥1次/季度,并记录						
		科室和/或主管部门至少每季度对手、空气、无菌物品、物体表面等细菌培养进行抽样检测,有分析及改进措施						
		科室和/或主管部门至少每季度对呼吸机相关性肺炎、血管导管相关血流感染、导尿管相关尿路感染、手术部位感染、多重耐药菌感染等有监测						
		科室和/或主管部门运用质量管理工具进行分析						
结果	评价指标	医院感染管理质量达标率≥95%	达标率:			合格/不合格		

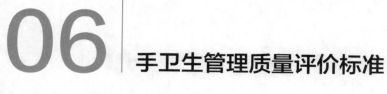

06 手卫生管理质量评价标准

· 手卫生管理质量检查思维导图 ·

* 有手卫生的管理制度

* 有手卫生的实施规范

管理制度 —— 结构

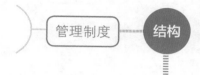

过程

手卫生设施

* 诊疗工作区域有相匹配的流动水洗手（宜设置非手触式水龙头）与卫生手消毒设施

* 外科手消毒设专用洗手池，洗手池清洁、消毒（1次/日）

* 每2~4间手术室设独立洗手池一个，非手触式水龙头数不少于手术间数

* 配备有效期内的洗手液、速干手消毒剂、干手用品或设施

* 外科手消毒剂宜采用一次性包装，应使用非手触式感应取液器

* 洗手区域的醒目位置贴洗手图示

手卫生指征

* 接触患者前、后

* 清洁、无菌操作前，包括侵入性操作前

* 暴露患者体液风险后，包括接触患者黏膜、破损皮肤或伤口、血液、体液、分泌物、排泄物、伤口敷料等

* 接触患者的周围环境后，包括接触患者周围的医疗相关器械、用具等物体表面

手卫生质量

* 手卫生方式（洗手、卫生手消毒、外科手消毒）选择正确

* 洗手、卫生手消毒步骤正确，用洗手液或速干手消毒剂搓揉至少15s

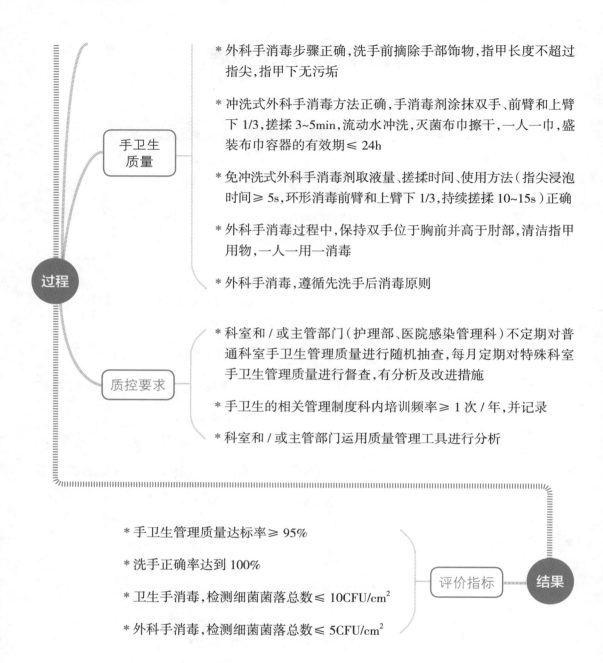

过程

手卫生质量

* 外科手消毒步骤正确,洗手前摘除手部饰物,指甲长度不超过指尖,指甲下无污垢

* 冲洗式外科手消毒方法正确,手消毒剂涂抹双手、前臂和上臂下 1/3,搓揉 3~5min,流动水冲洗,灭菌布巾擦干,一人一巾,盛装布巾容器的有效期 ≤ 24h

* 免冲洗式外科手消毒剂取液量、搓揉时间、使用方法(指尖浸泡时间 ≥ 5s,环形消毒前臂和上臂下 1/3,持续搓揉 10~15s)正确

* 外科手消毒过程中,保持双手位于胸前并高于肘部,清洁指甲用物,一人一用一消毒

* 外科手消毒,遵循先洗手后消毒原则

质控要求

* 科室和 / 或主管部门(护理部、医院感染管理科)不定期对普通科室手卫生管理质量进行随机抽查,每月定期对特殊科室手卫生管理质量进行督查,有分析及改进措施

* 手卫生的相关管理制度科内培训频率≥ 1 次 / 年,并记录

* 科室和 / 或主管部门运用质量管理工具进行分析

结果

评价指标

* 手卫生管理质量达标率≥ 95%

* 洗手正确率达到 100%

* 卫生手消毒,检测细菌菌落总数≤ 10CFU/cm^2

* 外科手消毒,检测细菌菌落总数 ≤ 5CFU/cm^2

· 手卫生管理质量评价标准 ·

项	目	质量评价标准	稽查数	完全符合	部分符合	不符合	不适用	备注
结构	管理制度	有手卫生的管理制度						
		有手卫生的实施规范						
过程	手卫生设施	诊疗工作区域有相匹配的流动水洗手（宜设置非手触式水龙头）与卫生手消毒设施						
		外科手消毒设专用洗手池，洗手池清洁、消毒（1次/日）						
		每2~4间手术室设独立洗手池一个，非手触式水龙头数不少于手术间数						
		配备有效期内的洗手液、速干手消毒剂、干手用品或设施						
		外科手消毒剂宜采用一次性包装，应使用非手触式感应取液器						
		洗手区域的醒目位置贴洗手图示						
	手卫生指征	接触患者前、后						
		清洁、无菌操作前，包括侵入性操作前						
		暴露患者体液风险后，包括接触患者黏膜、破损皮肤或伤口、血液、体液、分泌物、排泄物、伤口敷料等						
		接触患者的周围环境后，包括接触患者周围的医疗相关器械、用具等物体表面						
	手卫生质量	手卫生方式（洗手、卫生手消毒、外科手消毒）选择正确						
		洗手、卫生手消毒步骤正确，用洗手液或速干手消毒剂搓揉至少15s						
		外科手消毒步骤正确，洗手前摘除手部饰物，指甲长度不超过指尖，指甲下无污垢						

项　目		质量评价标准	稽查数	完全符合	部分符合	不符合	不适用	备注
过程	手卫生质量	冲洗式外科手消毒方法正确,手消毒剂涂抹双手、前臂和上臂下 1/3,搓揉 3~5min,流动水冲洗,灭菌布巾擦干,一人一巾,盛装布巾容器的有效期 ≤ 24h						
		免冲洗式外科手消毒剂取液量、搓揉时间、使用方法(指尖浸泡时间 ≥ 5s,环形消毒前臂和上臂下 1/3,持续搓揉 10~15s)正确						
		外科手消毒过程中,保持双手位于胸前并高于肘部,清洁指甲用物,一人一用一消毒						
		外科手消毒,遵循先洗手后消毒原则						
	质控要求	科室和 / 或主管部门(护理部、医院感染管理科)不定期对普通科室手卫生管理质量进行随机抽查,每月定期对特殊科室手卫生管理质量进行督查,有分析及改进措施						
		手卫生的相关管理制度科内培训频率 ≥ 1 次 / 年,并记录						
		科室和 / 或主管部门运用质量管理工具进行分析						
结果	评价指标	手卫生管理质量达标率 ≥ 95%	达标率:					
		洗手正确率达到 100%	是 / 否		合格 / 不合格			
		卫生手消毒,检测细菌菌落总数 ≤ 10CFU/cm^2	是 / 否					
		外科手消毒,检测细菌菌落总数 ≤ 5CFU/cm^2	是 / 否					

07 护理人员行为规范管理质量评价标准

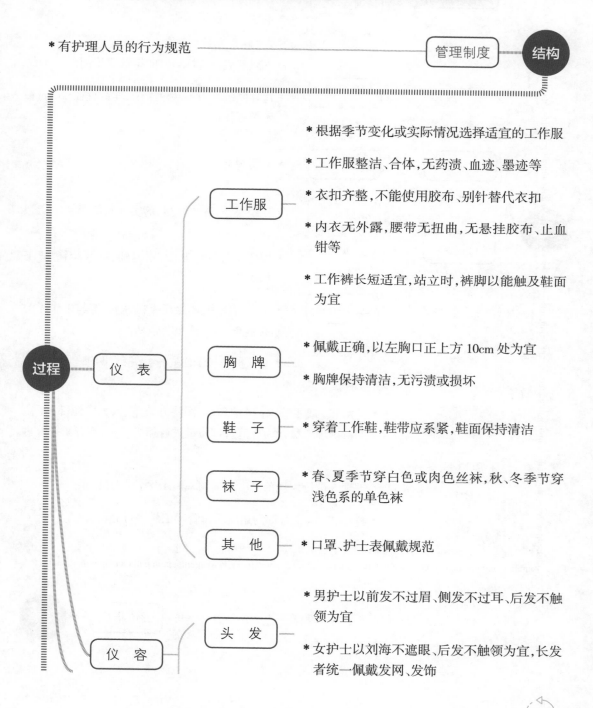

· 护理人员行为规范管理质量检查思维导图 ·

* 有护理人员的行为规范 —— 管理制度 —— **结构**

过程

仪表

工作服
* 根据季节变化或实际情况选择适宜的工作服
* 工作服整洁、合体，无药渍、血迹、墨迹等
* 衣扣齐整，不能使用胶布、别针替代衣扣
* 内衣无外露，腰带无扭曲，无悬挂胶布、止血钳等
* 工作裤长短适宜，站立时，裤脚以能触及鞋面为宜

胸牌
* 佩戴正确，以左胸口正上方 10cm 处为宜
* 胸牌保持清洁，无污渍或损坏

鞋子
* 穿着工作鞋，鞋带应系紧，鞋面保持清洁

袜子
* 春、夏季节穿白色或肉色丝袜，秋、冬季节穿浅色系的单色袜

其他
* 口罩、护士表佩戴规范

仪容

头发
* 男护士以前发不过眉、侧发不过耳、后发不触领为宜
* 女护士以刘海不遮眼、后发不触领为宜，长发者统一佩戴发网、发饰

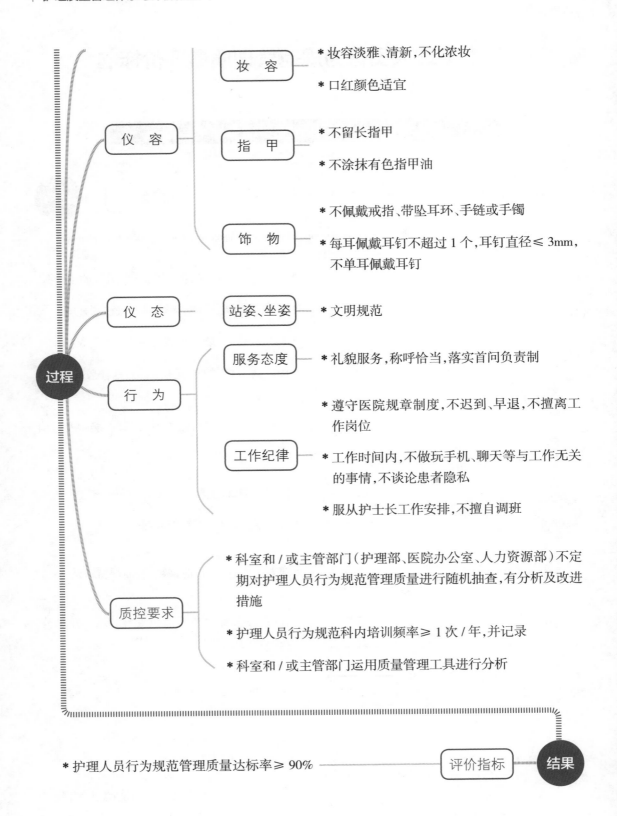

过程

仪容

妆容
* 妆容淡雅、清新,不化浓妆
* 口红颜色适宜

指甲
* 不留长指甲
* 不涂抹有色指甲油

饰物
* 不佩戴戒指、带坠耳环、手链或手镯
* 每耳佩戴耳钉不超过 1 个,耳钉直径 ≤ 3mm,不单耳佩戴耳钉

仪态

站姿、坐姿
* 文明规范

行为

服务态度
* 礼貌服务,称呼恰当,落实首问负责制

工作纪律
* 遵守医院规章制度,不迟到、早退,不擅离工作岗位
* 工作时间内,不做玩手机、聊天等与工作无关的事情,不谈论患者隐私
* 服从护士长工作安排,不擅自调班

质控要求
* 科室和 / 或主管部门(护理部、医院办公室、人力资源部)不定期对护理人员行为规范管理质量进行随机抽查,有分析及改进措施
* 护理人员行为规范科内培训频率 ≥ 1 次 / 年,并记录
* 科室和 / 或主管部门运用质量管理工具进行分析

* 护理人员行为规范管理质量达标率 ≥ 90% — 评价指标 — 结果

· 护理人员行为规范管理质量评价标准 ·

项 目		质量评价标准	稽查数	完全符合	部分符合	不符合	不适用	备注
结构	管理制度	有护理人员的行为规范						
过程	仪表	工作服	根据季节变化或实际情况选择适宜的工作服					
			工作服整洁、合体,无药渍、血迹、墨迹等					
			衣扣齐整,不能使用胶布、别针替代衣扣					
			内衣无外露,腰带无扭曲,无悬挂胶布、止血钳等					
			工作裤长短适宜,站立时,裤脚以能触及鞋面为宜					
		胸牌	佩戴正确,以左胸口正上方10cm处为宜					
			胸牌保持清洁,无污渍或损坏					
		鞋子	穿着工作鞋,鞋带应系紧,鞋面保持清洁					
		袜子	春、夏季节穿白色或肉色丝袜,秋、冬季节穿浅色系的单色袜					
		其他	口罩、护士表佩戴规范					
	仪容	头发	男护士以前发不过眉、侧发不过耳、后发不触领为宜					
			女护士以刘海不遮眼、后发不触领为宜,长发者统一佩戴发网、发饰					
		妆容	妆容淡雅、清新,不化浓妆					
			口红颜色适宜					
		指甲	不留长指甲					
			不涂抹有色指甲油					

项　目			质量评价标准	稽查数	完全符合	部分符合	不符合	不适用	备注
过程	仪容	饰物	不佩戴戒指、带坠耳环、手链或手镯						
			每耳佩戴耳钉不超过 1 个,耳钉直径≤3mm,不单耳佩戴耳钉						
	仪态	站姿、坐姿	文明规范						
	行为	服务态度	礼貌服务,称呼恰当,落实首问负责制						
		工作纪律	遵守医院规章制度,不迟到、早退,不擅离工作岗位						
			工作时间内,不做玩手机、聊天等与工作无关的事情,不谈论患者隐私						
			服从护士长工作安排,不擅自调班						
	质控要求		科室和/或主管部门(护理部、医院办公室、人力资源部)不定期对护理人员行为规范管理质量进行随机抽查,有分析及改进措施						
			护理人员行为规范科内培训频率≥1 次/年,并记录						
			科室和/或主管部门运用质量管理工具进行分析						
结果	评价指标		护理人员行为规范管理质量达标率≥90%	达标率:			合格/不合格		

08 护理岗位培训管理质量评价标准

· 护理岗位培训管理质量检查思维导图 ·

* 有护理岗位管理制度

* 有院、科两级护士岗位培训的可行性实施方案 ┐ 管理制度 ···· 结构

* 有各岗位、各层级护士岗位培训计划 ┘

岗前培训

* 新入职护士完成 2~4 周的基础理论知识培训,并考核合格

* 新入职护士完成 2~4 周的基础技能操作培训,并考核合格

* 新入职护士完成 2 年的各专科轮转培训,并考核合格

* 新入科护士岗位培训计划与实际需求相符

* 新入科护士有相关理论知识培训,并记录

* 新入科护士有相关技能操作培训,并记录

过程

层级护士培训

* 护理人员有统一的层级管理档案

* 院、科各层级护士岗位培训计划与实际需求相符

* 院、科各层级护士有相关理论知识培训,并记录

* 院、科各层级护士有相关技能操作培训,并记录

* 特殊岗位培训计划与考核符合专科要求,并记录

专科护士培训

* 专科护士培训计划与实际需求相符

* 根据专科护理发展及专科护理岗位需求,选派资质符合条件的护士进行专科进修

* 取得省级及以上专科护士培训的合格证,才具备上岗资质,专科培训与岗位相符

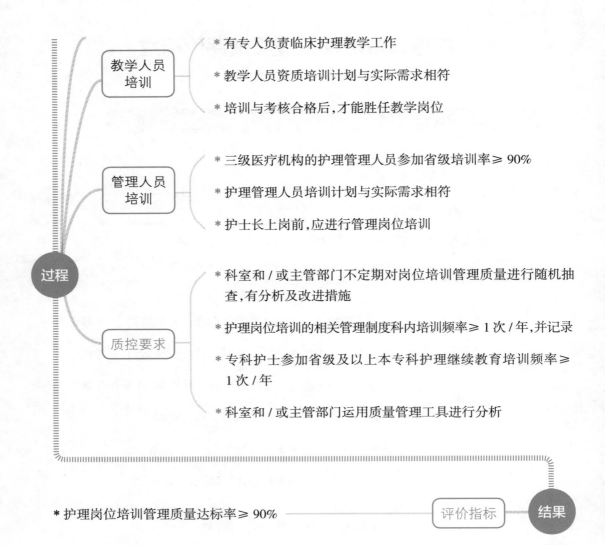

教学人员培训
* 有专人负责临床护理教学工作
* 教学人员资质培训计划与实际需求相符
* 培训与考核合格后,才能胜任教学岗位

管理人员培训
* 三级医疗机构的护理管理人员参加省级培训率≥90%
* 护理管理人员培训计划与实际需求相符
* 护士长上岗前,应进行管理岗位培训

过程

质控要求
* 科室和/或主管部门不定期对岗位培训管理质量进行随机抽查,有分析及改进措施
* 护理岗位培训的相关管理制度科内培训频率≥1次/年,并记录
* 专科护士参加省级及以上本专科护理继续教育培训频率≥1次/年
* 科室和/或主管部门运用质量管理工具进行分析

* 护理岗位培训管理质量达标率≥90% —— 评价指标 —— 结果

· 护理岗位培训管理质量评价标准 ·

项　目		质量评价标准	稽查数	完全符合	部分符合	不符合	不适用	备注
结构	管理制度	有护理岗位管理制度						
		有院、科两级护士岗位培训的可行性实施方案						
		有各岗位、各层级护士岗位培训计划						
过程	岗前培训	新入职护士完成 2~4 周的基础理论知识培训,并考核合格						
		新入职护士完成 2~4 周的基础技能操作培训,并考核合格						
		新入职护士完成 2 年的各专科轮转培训,并考核合格						
		新入科护士岗位培训计划与实际需求相符						
		新入科护士有相关理论知识培训,并记录						
		新入科护士有相关技能操作培训,并记录						
	层级护士培训	护理人员有统一的层级管理档案						
		院、科各层级护士岗位培训计划与实际需求相符						
		院、科各层级护士有相关理论知识培训,并记录						
		院、科各层级护士有相关技能操作培训,并记录						
		特殊岗位培训计划与考核符合专科要求,并记录						
	专科护士培训	专科护士培训计划与实际需求相符						
		根据专科护理发展及专科护理岗位需求,选派资质符合条件的护士进行专科进修						
		取得省级及以上专科护士培训的合格证,才具备上岗资质,专科培训与岗位相符						

项目		质量评价标准	稽查数	完全符合	部分符合	不符合	不适用	备注
过程	教学人员培训	有专人负责临床护理教学工作						
		教学人员资质培训计划与实际需求相符						
		培训与考核合格后,才能胜任教学岗位						
	管理人员培训	三级医疗机构的护理管理人员参加省级培训率≥90%						
		护理管理人员培训计划与实际需求相符						
		护士长上岗前,应进行管理岗位培训						
	质控要求	科室和/或主管部门不定期对岗位培训管理质量进行随机抽查,有分析及改进措施						
		护理岗位培训的相关管理制度科内培训频率≥1次/年,并记录						
		专科护士参加省级及以上本专科护理继续教育培训频率≥1次/年						
		科室和/或主管部门运用质量管理工具进行分析						
结果	评价指标	护理岗位培训管理质量达标率≥90%	达标率:			合格/不合格		

09 | 应急管理质量评价标准

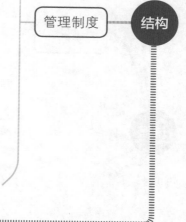

* 有突发重大事件医疗救治应急预案

* 有突发公共卫生事件处置应急预案

* 有人力资源紧急调配预案

* 有口头医嘱管理制度

* 有仪器、设备使用意外的应急处置预案与流程

* 有停电应急处置预案与流程

* 有信息中断应急处置预案与流程

* 有消防安全管理制度

* 有危化品管理制度与危化品泄露的应急处置预案与流程

管理制度 ──── 结构

过程

应急管理
* 熟知院内紧急状况下的应急电话、后勤服务专用电话、信息维修电话

* 熟知院内紧急状况下的广播代码、报告内容及启动流程

紧急调配
* 根据紧急调配人员资格限定,建立人员储备库,有培训与考核

* 熟知院、科两级护理人力资源紧急调配方案

* 应急人员 24h 保持通信畅通,紧急呼叫后,在规定时间内到位

口头医嘱
* 执行时机正确

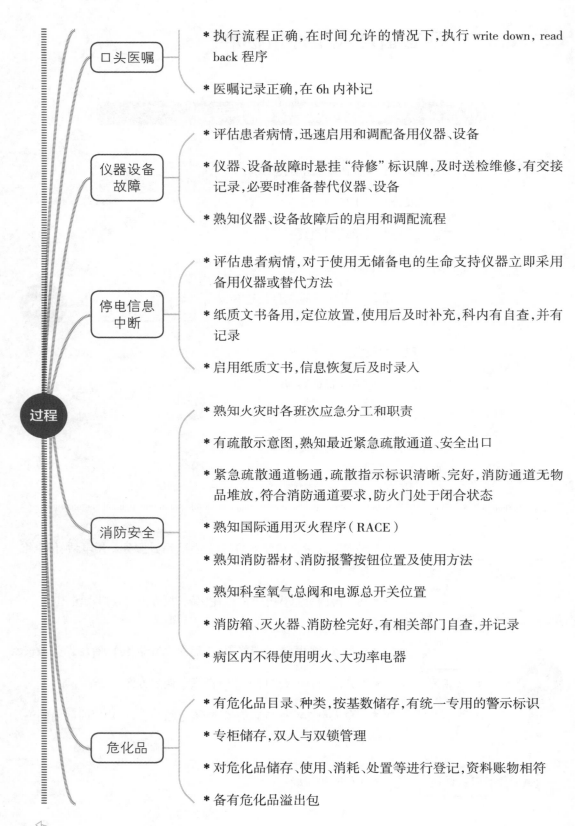

过程

口头医嘱
* 执行流程正确,在时间允许的情况下,执行 write down, read back 程序
* 医嘱记录正确,在 6h 内补记

仪器设备故障
* 评估患者病情,迅速启用和调配备用仪器、设备
* 仪器、设备故障时悬挂"待修"标识牌,及时送检维修,有交接记录,必要时准备替代仪器、设备
* 熟知仪器、设备故障后的启用和调配流程

停电信息中断
* 评估患者病情,对于使用无储备电的生命支持仪器立即采用备用仪器或替代方法
* 纸质文书备用,定位放置,使用后及时补充,科内有自查,并有记录
* 启用纸质文书,信息恢复后及时录入

消防安全
* 熟知火灾时各班次应急分工和职责
* 有疏散示意图,熟知最近紧急疏散通道、安全出口
* 紧急疏散通道畅通,疏散指示标识清晰、完好,消防通道无物品堆放,符合消防通道要求,防火门处于闭合状态
* 熟知国际通用灭火程序(RACE)
* 熟知消防器材、消防报警按钮位置及使用方法
* 熟知科室氧气总阀和电源总开关位置
* 消防箱、灭火器、消防栓完好,有相关部门自查,并记录
* 病区内不得使用明火、大功率电器

危化品
* 有危化品目录、种类,按基数储存,有统一专用的警示标识
* 专柜储存,双人与双锁管理
* 对危化品储存、使用、消耗、处置等进行登记,资料账物相符
* 备有危化品溢出包

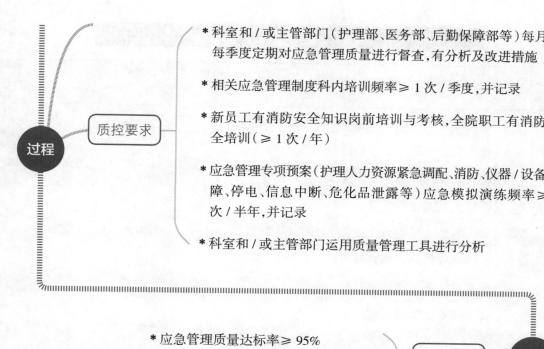

过程

质控要求

* 科室和 / 或主管部门（护理部、医务部、后勤保障部等）每月或每季度定期对应急管理质量进行督查，有分析及改进措施

* 相关应急管理制度科内培训频率 ≥ 1 次 / 季度，并记录

* 新员工有消防安全知识岗前培训与考核，全院职工有消防安全培训（≥ 1 次 / 年）

* 应急管理专项预案（护理人力资源紧急调配、消防、仪器 / 设备故障、停电、信息中断、危化品泄露等）应急模拟演练频率 ≥ 1 次 / 半年，并记录

* 科室和 / 或主管部门运用质量管理工具进行分析

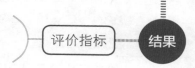

* 应急管理质量达标率 ≥ 95%

* 口头医嘱执行达标率达到 100%

评价指标

结果

· 应急管理质量评价标准 ·

项目		质量评价标准	稽查数	完全符合	部分符合	不符合	不适用	备注
结构	管理制度	有突发重大事件医疗救治应急预案						
		有突发公共卫生事件处置应急预案						
		有人力资源紧急调配预案						
		有口头医嘱管理制度						
		有仪器、设备使用意外的应急处置预案与流程						
		有停电应急处置预案与流程						
		有信息中断应急处置预案与流程						
		有消防安全管理制度						
		有危化品管理制度与危化品泄露的应急处置预案与流程						
过程	应急管理	熟知院内紧急状况下的应急电话、后勤服务专用电话、信息维修电话						
		熟知院内紧急状况下的广播代码、报告内容及启动流程						
	紧急调配	根据紧急调配人员资格限定,建立人员储备库,有培训与考核						
		熟知院、科两级护理人力资源紧急调配方案						
		应急人员 24h 保持通信畅通,紧急呼叫后,在规定时间内到位						
	口头医嘱	执行时机正确						
		执行流程正确,在时间允许的情况下,执行 write down,read back 程序						
		医嘱记录正确,在 6h 内补记						
	仪器设备故障	评估患者病情,迅速启用和调配备用仪器、设备						
		仪器、设备故障时悬挂"待修"标识牌,及时送检维修,有交接记录,必要时准备替代仪器、设备						
		熟知仪器、设备故障后的启用和调配流程						

续 表

项 目		质量评价标准	稽查数	完全符合	部分符合	不符合	不适用	备注
过程	停电信息中断	评估患者病情,对于使用无储备电的生命支持仪器立即采用备用仪器或替代方法						
		纸质文书备用,定位放置,使用后及时补充,科内有自查,并有记录						
		启用纸质文书,信息恢复后及时录入						
	消防安全	熟知火灾时各班次应急分工和职责						
		有疏散示意图,熟知最近紧急疏散通道、安全出口						
		紧急疏散通道畅通,疏散指示标识清晰、完好,消防通道无物品堆放,符合消防通道要求,防火门处于闭合状态						
		熟知国际通用灭火程序(RACE)						
		熟知消防器材、消防报警按钮位置及使用方法						
		熟知科室氧气总阀和电源总开关位置						
		消防箱、灭火器、消防栓完好,有相关部门自查,并记录						
		病区内不得使用明火、大功率电器						
	危化品	有危化品目录、种类,按基数储存,有统一专用的警示标识						
		专柜储存,双人与双锁管理						
		对危化品储存、使用、消耗、处置等进行登记,资料账物相符						
		备有危化品溢出包						
	质控要求	科室和/或主管部门(护理部、医务部、后勤保障部等)每月或每季度定期对应急管理质量进行督查,有分析及改进措施						
		相关应急管理制度科内培训频率≥1次/季度,并记录						

续 表

项　目		质量评价标准	稽查数	完全符合	部分符合	不符合	不适用	备注
过程	质控要求	新员工有消防安全知识岗前培训与考核，全院职工有消防安全培训（≥1次/年）						
		应急管理专项预案（护理人力资源紧急调配、消防、仪器/设备故障、停电、信息中断、危化品泄露等）应急模拟演练频率≥1次/半年，并记录						
		科室和/或主管部门运用质量管理工具进行分析						
结果	评价指标	应急管理质量达标率≥95%		达标率：			合格/不合格	
		口头医嘱执行达标率达到100%		是/否				

普通护理单元

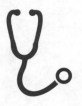

10 分级、基础护理质量评价标准

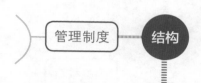

· 分级、基础护理质量检查思维导图 ·

* 有医院分级护理制度

* 有分级护理服务内容及要求的公示

管理制度 —— 结构

过程

分级护理

* 住院患者一览表内分级护理标识醒目、规范

* 护理级别标识与医嘱相符

* 日常生活能力评估量表记录及时、准确

* 护理级别符合患者实际病情及自理能力

* 掌握患者的护理级别及相应的护理内容

* 根据分级护理要求巡视病房,密切观察患者病情变化,监测其生命体征,并记录

* 协助、指导患者进行生活护理,提供健康教育与指导,并记录

基础护理

* 卧床患者穿病员服,保持清洁

* 床单元平整、清洁、干燥、无污迹、无皮屑

* 患者卧位符合病情及专科要求,安全、舒适(半卧位不下滑)

* 根据患者实际病情使用气垫床,充盈度符合要求

* 患者口腔、头发、皮肤、手足、会阴、肛门清洁

* 患者头发、胡须、指甲短

* 保持引流管道通畅、标识清晰、妥善固定,引流量记录准确

* 准确记录出入量,并有测量用具

* 检验标本及时留取

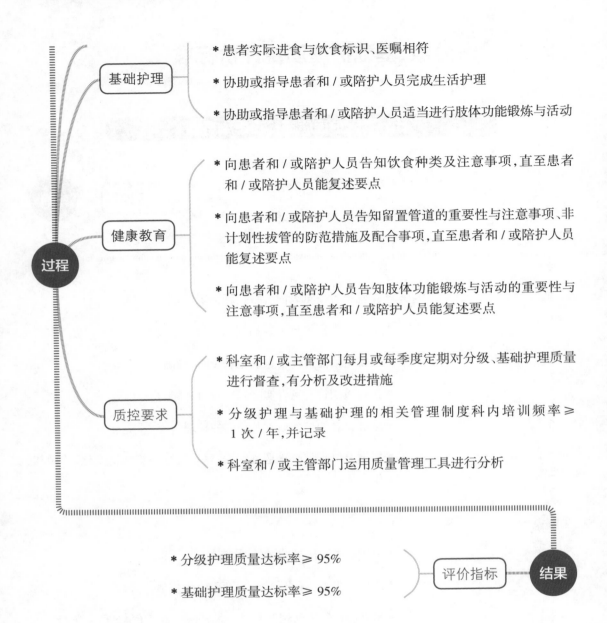

基础护理
* 患者实际进食与饮食标识、医嘱相符
* 协助或指导患者和/或陪护人员完成生活护理
* 协助或指导患者和/或陪护人员适当进行肢体功能锻炼与活动

健康教育
* 向患者和/或陪护人员告知饮食种类及注意事项,直至患者和/或陪护人员能复述要点
* 向患者和/或陪护人员告知留置管道的重要性与注意事项、非计划性拔管的防范措施及配合事项,直至患者和/或陪护人员能复述要点
* 向患者和/或陪护人员告知肢体功能锻炼与活动的重要性与注意事项,直至患者和/或陪护人员能复述要点

质控要求
* 科室和/或主管部门每月或每季度定期对分级、基础护理质量进行督查,有分析及改进措施
* 分级护理与基础护理的相关管理制度科内培训频率≥1次/年,并记录
* 科室和/或主管部门运用质量管理工具进行分析

过程

评价指标
* 分级护理质量达标率≥95%
* 基础护理质量达标率≥95%

结果

·分级、基础护理质量评价标准·

项	目	质量评价标准	稽查数	完全符合	部分符合	不符合	不适用	备注
结构	管理制度	有医院分级护理制度						
		有分级护理服务内容及要求的公示						
过程	分级护理	住院患者一览表内分级护理标识醒目、规范						
		护理级别标识与医嘱相符						
		日常生活能力评估量表记录及时、准确						
		护理级别符合患者实际病情及自理能力						
		掌握患者的护理级别及相应的护理内容						
		根据分级护理要求巡视病房,密切观察患者病情变化,监测其生命体征,并记录						
		协助、指导患者进行生活护理,提供健康教育与指导,并记录						
	基础护理	卧床患者穿病员服,保持清洁						
		床单元平整、清洁、干燥、无污迹、无皮屑						
		患者卧位符合病情及专科要求,安全、舒适(半卧位不下滑)						
		根据患者实际病情使用气垫床,充盈度符合要求						
		患者口腔、头发、皮肤、手足、会阴、肛门清洁						
		患者头发、胡须、指甲短						
		保持引流管道通畅、标识清晰、妥善固定,引流量记录准确						
		准确记录出入量,并有测量用具						
		检验标本及时留取						
		患者实际进食与饮食标识、医嘱相符						
		协助或指导患者和/或陪护人员完成生活护理						
		协助或指导患者和/或陪护人员适当进行肢体功能锻炼与活动						

项　目		质量评价标准	稽查数	完全符合	部分符合	不符合	不适用	备注
过程	健康教育	向患者和/或陪护人员告知饮食种类及注意事项,直至患者和/或陪护人员能复述要点						
		向患者和/或陪护人员告知留置管道的重要性与注意事项、非计划性拔管的防范措施及配合事项,直至患者和/或陪护人员能复述要点						
		向患者和/或陪护人员告知肢体功能锻炼与活动的重要性与注意事项,直至患者和/或陪护人员能复述要点						
	质控要求	科室和/或主管部门每月或每季度定期对分级、基础护理质量进行督查,有分析及改进措施						
		分级护理与基础护理的相关管理制度科内培训频率≥1次/年,并记录						
		科室和/或主管部门运用质量管理工具进行分析						
结果	评价指标	分级护理质量达标率≥95%	达标率:			合格/不合格		
		基础护理质量达标率≥95%	达标率:					

11 危重患者护理质量评价标准

· 危重患者护理质量检查思维导图 ·

* 有危重患者的风险评估制度

* 有危重患者转运制度

* 有危重患者的护理常规 —— 管理制度 ····· 结构

* 有专科危重疾病的急救流程和应急预案

* 熟知患者目前的诊断和主诉

* 熟知患者的主要阳性症状和体征

* 熟知患者的既往史、用药史及过敏史

* 知晓患者的主要检验、检查结果

* 知晓患者的诊疗方案,并有效落实

病情掌握 —— * 掌握患者目前的主要护理问题

* 掌握患者的主要护理措施,并有效落实

* 掌握患者目前的主要观察要点、潜在并发症

* 掌握患者现阶段的主要健康教育内容

过程 —— * 掌握患者和/或陪护人员的心理状态及患者对实际病情的知晓度,并注意患者隐私保护

* 患者穿病员服,保持清洁

* 床单元平整、清洁、干燥、无污迹、无皮屑

基础护理 —— * 患者卧位符合病情及专科要求,安全、舒适(半卧位不下滑)

* 根据患者实际病情使用气垫床,充盈度符合要求

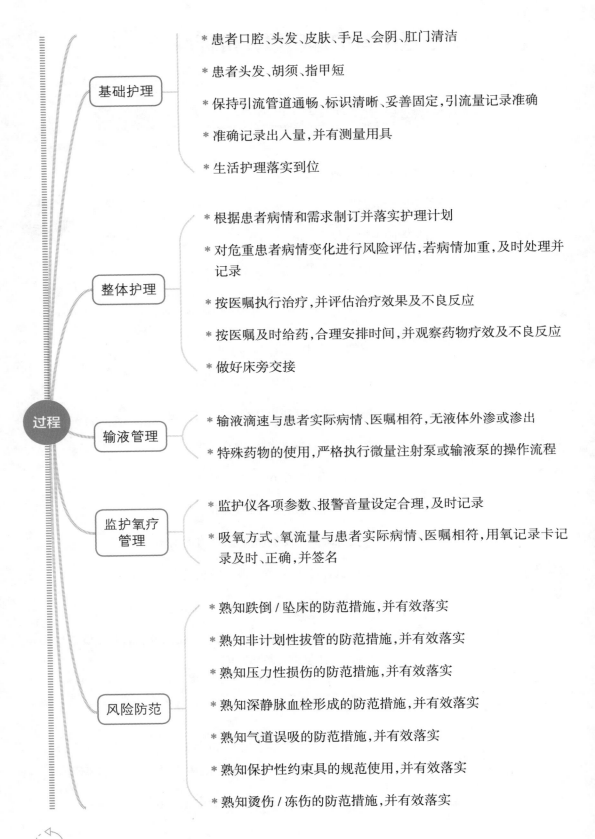

基础护理
* 患者口腔、头发、皮肤、手足、会阴、肛门清洁
* 患者头发、胡须、指甲短
* 保持引流管道通畅、标识清晰、妥善固定,引流量记录准确
* 准确记录出入量,并有测量用具
* 生活护理落实到位

整体护理
* 根据患者病情和需求制订并落实护理计划
* 对危重患者病情变化进行风险评估,若病情加重,及时处理并记录
* 按医嘱执行治疗,并评估治疗效果及不良反应
* 按医嘱及时给药,合理安排时间,并观察药物疗效及不良反应
* 做好床旁交接

输液管理
* 输液滴速与患者实际病情、医嘱相符,无液体外渗或渗出
* 特殊药物的使用,严格执行微量注射泵或输液泵的操作流程

监护氧疗管理
* 监护仪各项参数、报警音量设定合理,及时记录
* 吸氧方式、氧流量与患者实际病情、医嘱相符,用氧记录卡记录及时、正确,并签名

过程

风险防范
* 熟知跌倒/坠床的防范措施,并有效落实
* 熟知非计划性拔管的防范措施,并有效落实
* 熟知压力性损伤的防范措施,并有效落实
* 熟知深静脉血栓形成的防范措施,并有效落实
* 熟知气道误吸的防范措施,并有效落实
* 熟知保护性约束具的规范使用,并有效落实
* 熟知烫伤/冻伤的防范措施,并有效落实

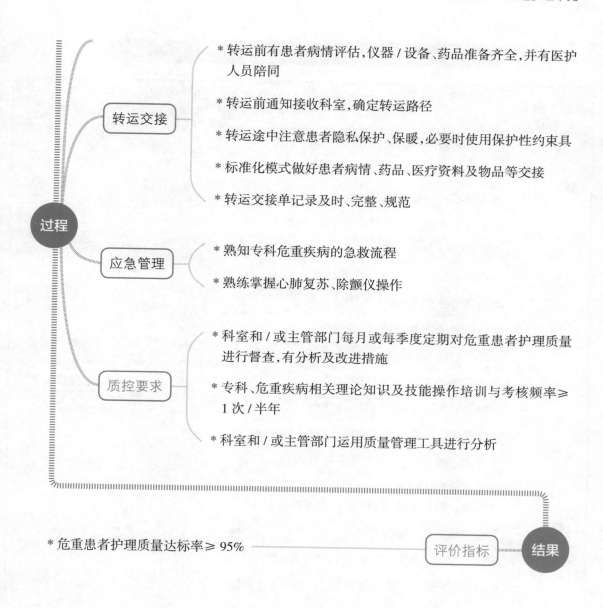

过程

转运交接
* 转运前有患者病情评估,仪器/设备、药品准备齐全,并有医护人员陪同
* 转运前通知接收科室,确定转运路径
* 转运途中注意患者隐私保护、保暖,必要时使用保护性约束具
* 标准化模式做好患者病情、药品、医疗资料及物品等交接
* 转运交接单记录及时、完整、规范

应急管理
* 熟知专科危重疾病的急救流程
* 熟练掌握心肺复苏、除颤仪操作

质控要求
* 科室和/或主管部门每月或每季度定期对危重患者护理质量进行督查,有分析及改进措施
* 专科、危重疾病相关理论知识及技能操作培训与考核频率≥1次/半年
* 科室和/或主管部门运用质量管理工具进行分析

* 危重患者护理质量达标率≥95% —— 评价指标 —— 结果

· 危重患者护理质量评价标准 ·

项	目	质量评价标准	稽查数	完全符合	部分符合	不符合	不适用	备注
结构	管理制度	有危重患者的风险评估制度						
		有危重患者转运制度						
		有危重患者的护理常规						
		有专科危重疾病的急救流程和应急预案						
过程	病情掌握	熟知患者目前的诊断和主诉						
		熟知患者的主要阳性症状和体征						
		熟知患者的既往史、用药史及过敏史						
		知晓患者的主要检验、检查结果						
		知晓患者的诊疗方案,并有效落实						
		掌握患者目前的主要护理问题						
		掌握患者的主要护理措施,并有效落实						
		掌握患者目前的主要观察要点、潜在并发症						
		掌握患者现阶段的主要健康教育内容						
		掌握患者和 / 或陪护人员的心理状态及患者对实际病情的知晓度,并注意患者隐私保护						
	基础护理	患者穿病员服,保持清洁						
		床单元平整、清洁、干燥、无污迹 、无皮屑						
		患者卧位符合病情及专科要求,安全、舒适（半卧位不下滑）						
		根据患者实际病情使用气垫床,充盈度符合要求						
		患者口腔、头发、皮肤、手足、会阴、肛门清洁						
		患者头发、胡须、指甲短						
		保持引流管道通畅、标识清晰、妥善固定,引流量记录准确						
		准确记录出入量,并有测量用具						
		生活护理落实到位						

续　表

项　目		质量评价标准	稽查数	完全符合	部分符合	不符合	不适用	备注
过程	整体护理	根据患者病情和需求制订并落实护理计划						
		对危重患者病情变化进行风险评估,若病情加重,及时处理并记录						
		按医嘱执行治疗,并评估治疗效果及不良反应						
		按医嘱及时给药,合理安排时间,并观察药物疗效及不良反应						
		做好床旁交接						
	输液管理	输液滴速与患者实际病情、医嘱相符,无液体外渗或渗出						
		特殊药物的使用,严格执行微量注射泵或输液泵的操作流程						
	监护氧疗管理	监护仪各项参数、报警音量设定合理,及时记录						
		吸氧方式、氧流量与患者实际病情、医嘱相符,用氧记录卡记录及时、正确,并签名						
	风险防范	熟知跌倒/坠床的防范措施,并有效落实						
		熟知非计划性拔管的防范措施,并有效落实						
		熟知压力性损伤的防范措施,并有效落实						
		熟知深静脉血栓形成的防范措施,并有效落实						
		熟知气道误吸的防范措施,并有效落实						
		熟知保护性约束具的规范使用,并有效落实						
		熟知烫伤/冻伤的防范措施,并有效落实						
	转运交接	转运前有患者病情评估,仪器/设备、药品准备齐全,并有医护人员陪同						
		转运前通知接收科室,确定转运路径						
		转运途中注意患者隐私保护、保暖,必要时使用保护性约束具						

续　表

项　目		质量评价标准	稽查数	完全符合	部分符合	不符合	不适用	备注
过程	转运交接	标准化模式做好患者病情、药品、医疗资料及物品等交接						
		转运交接单记录及时、完整、规范						
	应急管理	熟知专科危重疾病的急救流程						
		熟练掌握心肺复苏、除颤仪操作						
	质控要求	科室和/或主管部门每月或每季度定期对危重患者护理质量进行督查,有分析及改进措施						
		专科、危重疾病相关理论知识及技能操作培训与考核频率≥1次/半年						
		科室和/或主管部门运用质量管理工具进行分析						
结果	评价指标	危重患者护理质量达标率≥95%	达标率:			合格/不合格		

12

患者健康教育管理质量评价标准

·患者健康教育管理质量检查思维导图·

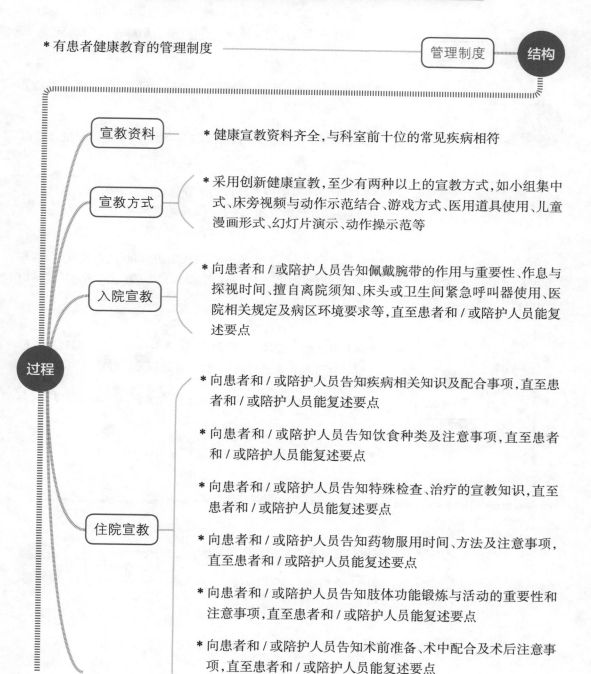

* 有患者健康教育的管理制度 ——————————————— 管理制度 ┄┄┄ 结构

宣教资料 —— * 健康宣教资料齐全,与科室前十位的常见疾病相符

宣教方式 —— * 采用创新健康宣教,至少有两种以上的宣教方式,如小组集中式、床旁视频与动作示范结合、游戏方式、医用道具使用、儿童漫画形式、幻灯片演示、动作操示范等

入院宣教 —— * 向患者和/或陪护人员告知佩戴腕带的作用与重要性、作息与探视时间、擅自离院须知、床头或卫生间紧急呼叫器使用、医院相关规定及病区环境要求等,直至患者和/或陪护人员能复述要点

过程

住院宣教 ——
* 向患者和/或陪护人员告知疾病相关知识及配合事项,直至患者和/或陪护人员能复述要点

* 向患者和/或陪护人员告知饮食种类及注意事项,直至患者和/或陪护人员能复述要点

* 向患者和/或陪护人员告知特殊检查、治疗的宣教知识,直至患者和/或陪护人员能复述要点

* 向患者和/或陪护人员告知药物服用时间、方法及注意事项,直至患者和/或陪护人员能复述要点

* 向患者和/或陪护人员告知肢体功能锻炼与活动的重要性和注意事项,直至患者和/或陪护人员能复述要点

* 向患者和/或陪护人员告知术前准备、术中配合及术后注意事项,直至患者和/或陪护人员能复述要点

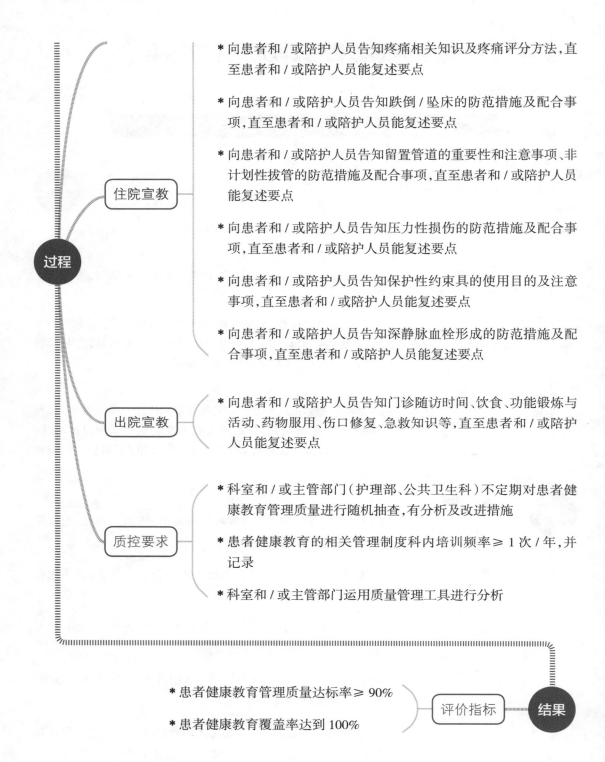

过程

住院宣教

* 向患者和 / 或陪护人员告知疼痛相关知识及疼痛评分方法,直至患者和 / 或陪护人员能复述要点

* 向患者和 / 或陪护人员告知跌倒 / 坠床的防范措施及配合事项,直至患者和 / 或陪护人员能复述要点

* 向患者和 / 或陪护人员告知留置管道的重要性和注意事项、非计划性拔管的防范措施及配合事项,直至患者和 / 或陪护人员能复述要点

* 向患者和 / 或陪护人员告知压力性损伤的防范措施及配合事项,直至患者和 / 或陪护人员能复述要点

* 向患者和 / 或陪护人员告知保护性约束具的使用目的及注意事项,直至患者和 / 或陪护人员能复述要点

* 向患者和 / 或陪护人员告知深静脉血栓形成的防范措施及配合事项,直至患者和 / 或陪护人员能复述要点

出院宣教

* 向患者和 / 或陪护人员告知门诊随访时间、饮食、功能锻炼与活动、药物服用、伤口修复、急救知识等,直至患者和 / 或陪护人员能复述要点

质控要求

* 科室和 / 或主管部门(护理部、公共卫生科)不定期对患者健康教育管理质量进行随机抽查,有分析及改进措施

* 患者健康教育的相关管理制度科内培训频率 ≥ 1 次 / 年,并记录

* 科室和 / 或主管部门运用质量管理工具进行分析

* 患者健康教育管理质量达标率 ≥ 90%

* 患者健康教育覆盖率达到 100%

评价指标

结果

·患者健康教育管理质量评价标准·

项目		质量评价标准	稽查数	完全符合	部分符合	不符合	不适用	备注
结构	管理制度	有患者健康教育的管理制度						
过程	宣教资料	健康宣教资料齐全,与科室前十位的常见疾病相符						
	宣教方式	采用创新健康宣教,至少有两种以上的宣教方式,如小组集中式、床旁视频与动作示范结合、游戏方式、医用道具使用、儿童漫画形式、幻灯片演示、动作操示范等						
	入院宣教	向患者和/或陪护人员告知佩戴腕带的作用与重要性、作息与探视时间、擅自离院须知、床头或卫生间紧急呼叫器使用、医院相关规定及病区环境要求等,直至患者和/或陪护人员能复述要点						
	住院宣教	向患者和/或陪护人员告知疾病相关知识及配合事项,直至患者和/或陪护人员能复述要点						
		向患者和/或陪护人员告知饮食种类及注意事项,直至患者和/或陪护人员能复述要点						
		向患者和/或陪护人员告知特殊检查、治疗的宣教知识,直至患者和/或陪护人员能复述要点						
		向患者和/或陪护人员告知药物服用时间、方法及注意事项,直至患者和/或陪护人员能复述要点						
		向患者和/或陪护人员告知肢体功能锻炼与活动的重要性和注意事项,直至患者和/或陪护人员能复述要点						
		向患者和/或陪护人员告知术前准备、术中配合及术后注意事项,直至患者和/或陪护人员能复述要点						
		向患者和/或陪护人员告知疼痛相关知识及疼痛评分方法,直至患者和/或陪护人员能复述要点						

续　表

项　目		质量评价标准	稽查数	完全符合	部分符合	不符合	不适用	备注
过程	住院宣教	向患者和 / 或陪护人员告知跌倒 / 坠床的防范措施及配合事项,直至患者和 / 或陪护人员能复述要点						
		向患者和 / 或陪护人员告知留置管道的重要性和注意事项、非计划性拔管的防范措施及配合事项,直至患者和 / 或陪护人员能复述要点						
		向患者和 / 或陪护人员告知压力性损伤的防范措施及配合事项,直至患者和 / 或陪护人员能复述要点						
		向患者和 / 或陪护人员告知保护性约束具的使用目的及注意事项,直至患者和 / 或陪护人员能复述要点						
		向患者和 / 或陪护人员告知深静脉血栓形成的防范措施及配合事项,直至患者和 / 或陪护人员能复述要点						
	出院宣教	向患者和 / 或陪护人员告知门诊随访时间、饮食、功能锻炼与活动、药物服用、伤口修复、急救知识等,直至患者和 / 或陪护人员能复述要点						
	质控要求	科室和 / 或主管部门(护理部、公共卫生科)不定期对患者健康教育管理质量进行随机抽查,有分析及改进措施						
		患者健康教育的相关管理制度科内培训频率≥ 1 次 / 年,并记录						
		科室和 / 或主管部门运用质量管理工具进行分析						
结果	评价指标	患者健康教育管理质量达标率≥ 90%	达标率:		合格 / 不合格			
		患者健康教育覆盖率达到 100%	是 / 否					

13 病区围手术期管理质量评价标准

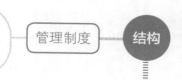

· 病区围手术期管理质量检查思维导图 ·

结构

管理制度

* 有病区围手术期的护理管理制度
* 有病区围手术期重点环节的应急处置预案与流程

过程

术前护理

* 指导患者术前训练,如深呼吸、有效咳嗽、床上大小便,术前两周戒烟
* 按医嘱完成术前准备,如备皮、皮试、导尿、留置胃管等
* 患者术前准备,如禁食、禁饮,更换手术衣、裤,取下活动性义齿、饰物等,符合手术要求
* 指导患者术中特殊体位配合,符合手术要求
* 手术侧或部位有统一、规范的标识,如双侧、多重结构、多节段、多平面部位
* 评估患者术前睡眠情况、生命体征、心理状况等,并记录

身份识别

* 手术患者正确佩戴腕带
* 患者身份核对正确,至少使用两种身份识别方式

转运交接

* 护士确认手术患者信息及携带物品、药品,并记录
* 转运前有患者病情评估,按风险级别规范转运
* 转运交接单记录及时、完整、规范

术后护理

* 麻醉床及相关物品、仪器/设备准备齐全
* 责任护士知晓手术、麻醉方式及术中情况

第二部分

065

术后护理

* 根据患者手术和麻醉方式,选择合适体位,必要时使用床护栏或保护性约束具

* 监护仪各项参数、报警音量设定合理,及时记录

* 吸氧方式、氧流量与患者实际病情、医嘱相符,用氧记录卡记录及时、正确,并签名

* 保持管道通畅、标识清晰、妥善固定,引流量记录准确

* 观察患者伤口敷料情况,并记录

* 按医嘱执行治疗,并评估治疗效果及不良反应

* 按医嘱及时给药,合理安排时间,并观察药物疗效及不良反应

* 患者术后疼痛评估正确,疼痛控制在中度以下

* 密切观察患者病情变化,做好专科护理

过程

健康教育

* 向患者和/或陪护人员告知术前准备的重要性,直至患者和/或陪护人员能复述要点

* 向患者和/或陪护人员告知术后饮食、体位、保护性约束具的使用等注意事项,直至患者和/或陪护人员能复述要点

* 向患者和/或陪护人员告知术后用药注意事项,直至患者和/或陪护人员能复述要点

* 向患者和/或陪护人员告知疼痛相关知识与疼痛评分方法,直至患者和/或陪护人员能复述要点

* 向患者和/或陪护人员告知术后早期活动的重要性,直至患者和/或陪护人员能复述要点

并发症防范

* 熟知深静脉血栓形成的防范措施,并有效落实

* 熟知肺栓塞的防范措施,并有效落实

* 熟知肺部感染的防范措施,并有效落实

* 熟知人工气道意外拔管的防范措施,并有效落实

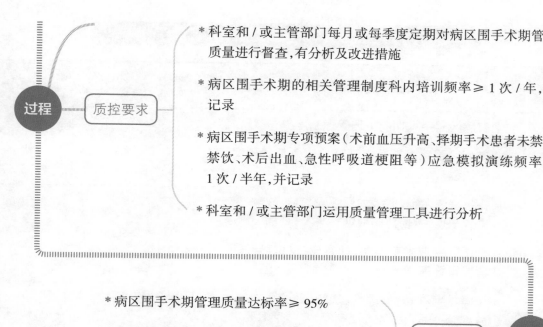

过程 — 质控要求

* 科室和/或主管部门每月或每季度定期对病区围手术期管理质量进行督查,有分析及改进措施

* 病区围手术期的相关管理制度科内培训频率 ≥ 1 次/年,并记录

* 病区围手术期专项预案(术前血压升高、择期手术患者未禁食禁饮、术后出血、急性呼吸道梗阻等)应急模拟演练频率 ≥ 1 次/半年,并记录

* 科室和/或主管部门运用质量管理工具进行分析

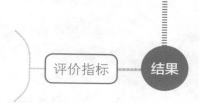

结果 — 评价指标

* 病区围手术期管理质量达标率 ≥ 95%

* 无患者身份识别错误的不良事件发生

* 无患者手术部位标记错误的不良事件发生

· 病区围手术期管理质量评价标准 ·

项目		质量评价标准	稽查数	完全符合	部分符合	不符合	不适用	备注
结构	管理制度	有病区围手术期的护理管理制度						
		有病区围手术期重点环节的应急处置预案与流程						
过程	术前护理	指导患者术前训练,如深呼吸、有效咳嗽、床上大小便,术前两周戒烟						
		按医嘱完成术前准备,如备皮、皮试、导尿、留置胃管等						
		患者术前准备,如禁食、禁饮,更换手术衣、裤,取下活动性义齿、饰物等,符合手术要求						
		指导患者术中特殊体位配合,符合手术要求						
		手术侧或部位有统一、规范的标识,如双侧、多重结构、多节段、多平面部位						
		评估患者术前睡眠情况、生命体征、心理状况等,并记录						
	身份识别	手术患者正确佩戴腕带						
		患者身份核对正确,至少使用两种身份识别方式						
	转运交接	护士确认手术患者信息及携带物品、药品,并记录						
		转运前有患者病情评估,按风险级别规范转运						
		转运交接单记录及时、完整、规范						
	术后护理	麻醉床及相关物品、仪器/设备准备齐全						
		责任护士知晓手术、麻醉方式及术中情况						
		根据患者手术和麻醉方式,选择合适体位,必要时使用床护栏或保护性约束具						
		监护仪各项参数、报警音量设定合理,及时记录						

续 表

项 目		质量评价标准	稽查数	完全符合	部分符合	不符合	不适用	备注
过程	术后护理	吸氧方式、氧流量与患者实际病情、医嘱相符,用氧记录卡记录及时、正确,并签名						
		保持管道通畅、标识清晰、妥善固定,引流量记录准确						
		观察患者伤口敷料情况,并记录						
		按医嘱执行治疗,并评估治疗效果及不良反应						
		按医嘱及时给药,合理安排时间,并观察药物疗效及不良反应						
		患者术后疼痛评估正确,疼痛控制在中度以下						
		密切观察患者病情变化,做好专科护理						
	健康教育	向患者和 / 或陪护人员告知术前准备的重要性,直至患者和 / 或陪护人员能复述要点						
		向患者和/或陪护人员告知术后饮食、体位、保护性约束具的使用等注意事项,直至患者和 / 或陪护人员能复述要点						
		向患者和 / 或陪护人员告知术后用药注意事项,直至患者和 / 或陪护人员能复述要点						
		向患者和 / 或陪护人员告知疼痛相关知识与疼痛评分方法,直至患者和 / 或陪护人员能复述要点						
		向患者和 / 或陪护人员告知术后早期活动的重要性,直至患者和 / 或陪护人员能复述要点						
	并发症防范	熟知深静脉血栓形成的防范措施,并有效落实						
		熟知肺栓塞的防范措施,并有效落实						
		熟知肺部感染的防范措施,并有效落实						
		熟知人工气道意外拔管的防范措施,并有效落实						
	质控要求	科室和 / 或主管部门每月或每季度定期对病区围手术期管理质量进行督查,有分析及改进措施						

续　表

项　目		质量评价标准	稽查数	完全符合	部分符合	不符合	不适用	备注
过程	质控要求	病区围手术期的相关管理制度科内培训频率≥1次/年,并记录						
		病区围手术期专项预案(术前血压升高、择期手术患者未禁食禁饮、术后出血、急性呼吸道梗阻等)应急模拟演练频率≥1次/半年,并记录						
		科室和/或主管部门运用质量管理工具进行分析						
结果	评价指标	病区围手术期管理质量达标率≥95%	达标率:					
		无患者身份识别错误的不良事件发生	是/否			合格/不合格		
		无患者手术部位标记错误的不良事件发生	是/否					

14 患者跌倒 / 坠床风险管理质量评价标准

· 患者跌倒 / 坠床风险管理质量检查思维导图 ·

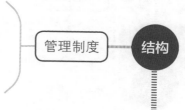

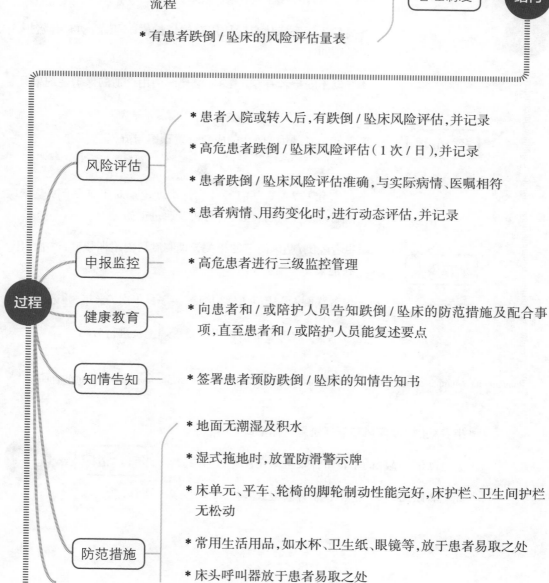

* 有患者跌倒 / 坠床防范的管理制度

* 有患者跌倒 / 坠床的应急处置预案与流程

* 有患者跌倒 / 坠床的风险评估量表

管理制度 —— 结构

过程

风险评估
* 患者入院或转入后，有跌倒 / 坠床风险评估，并记录
* 高危患者跌倒 / 坠床风险评估（1 次 / 日），并记录
* 患者跌倒 / 坠床风险评估准确，与实际病情、医嘱相符
* 患者病情、用药变化时，进行动态评估，并记录

申报监控
* 高危患者进行三级监控管理

健康教育
* 向患者和 / 或陪护人员告知跌倒 / 坠床的防范措施及配合事项，直至患者和 / 或陪护人员能复述要点

知情告知
* 签署患者预防跌倒 / 坠床的知情告知书

防范措施
* 地面无潮湿及积水
* 湿式拖地时，放置防滑警示牌
* 床单元、平车、轮椅的脚轮制动性能完好，床护栏、卫生间护栏无松动
* 常用生活用品，如水杯、卫生纸、眼镜等，放于患者易取之处
* 床头呼叫器放于患者易取之处

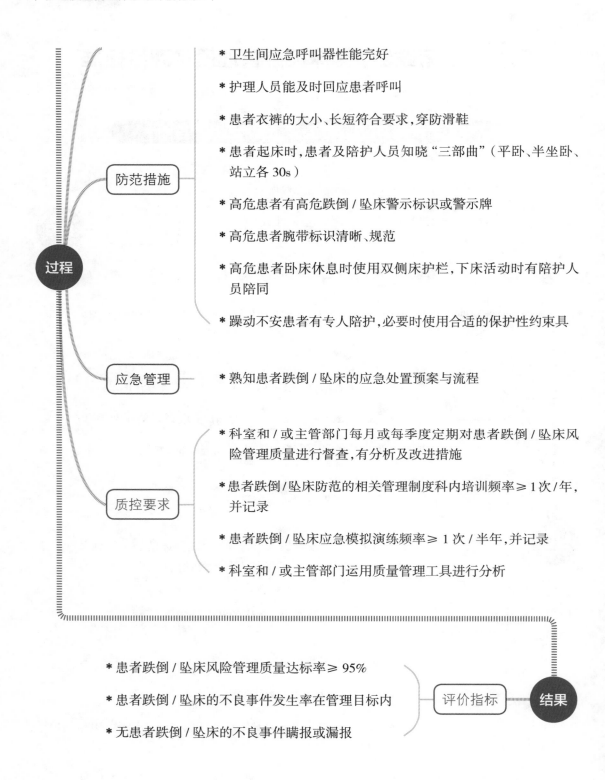

过程

防范措施
* 卫生间应急呼叫器性能完好
* 护理人员能及时回应患者呼叫
* 患者衣裤的大小、长短符合要求,穿防滑鞋
* 患者起床时,患者及陪护人员知晓"三部曲"(平卧、半坐卧、站立各 30s)
* 高危患者有高危跌倒 / 坠床警示标识或警示牌
* 高危患者腕带标识清晰、规范
* 高危患者卧床休息时使用双侧床护栏,下床活动时有陪护人员陪同
* 躁动不安患者有专人陪护,必要时使用合适的保护性约束具

应急管理
* 熟知患者跌倒 / 坠床的应急处置预案与流程

质控要求
* 科室和 / 或主管部门每月或每季度定期对患者跌倒 / 坠床风险管理质量进行督查,有分析及改进措施
* 患者跌倒/坠床防范的相关管理制度科内培训频率≥1次/年,并记录
* 患者跌倒 / 坠床应急模拟演练频率 ≥ 1 次 / 半年,并记录
* 科室和 / 或主管部门运用质量管理工具进行分析

* 患者跌倒 / 坠床风险管理质量达标率 ≥ 95%
* 患者跌倒 / 坠床的不良事件发生率在管理目标内
* 无患者跌倒 / 坠床的不良事件瞒报或漏报

评价指标 **结果**

· 患者跌倒 / 坠床风险管理质量评价标准 ·

项	目	质量评价标准	稽查数	完全符合	部分符合	不符合	不适用	备注
结构	管理制度	有患者跌倒 / 坠床防范的管理制度						
		有患者跌倒 / 坠床的应急处置预案与流程						
		有患者跌倒 / 坠床的风险评估量表						
过程	风险评估	患者入院或转入后,有跌倒/坠床风险评估,并记录						
		高危患者跌倒 / 坠床风险评估(1 次 / 日),并记录						
		患者跌倒 / 坠床风险评估准确,与实际病情、医嘱相符						
		患者病情、用药变化时,进行动态评估,并记录						
	申报监控	高危患者进行三级监控管理						
	健康教育	向患者和 / 或陪护人员告知跌倒 / 坠床的防范措施及配合事项,直至患者和 / 或陪护人员能复述要点						
	知情告知	签署患者预防跌倒 / 坠床的知情告知书						
	防范措施	地面无潮湿及积水						
		湿式拖地时,放置防滑警示牌						
		床单元、平车、轮椅的脚轮制动性能完好,床护栏、卫生间护栏无松动						
		常用生活用品,如水杯、卫生纸、眼镜等,放于患者易取之处						
		床头呼叫器放于患者易取之处						
		卫生间应急呼叫器性能完好						
		护理人员能及时回应患者呼叫						
		患者衣裤的大小、长短符合要求,穿防滑鞋						

第二部分

项　目		质量评价标准	稽查数	完全符合	部分符合	不符合	不适用	备注
过程	防范措施	患者起床时，患者及陪护人员知晓"三部曲"（平卧、半坐卧、站立各30s）						
		高危患者有高危跌倒/坠床警示标识或警示牌						
		高危患者腕带标识清晰、规范						
		高危患者卧床休息时使用双侧床护栏，下床活动时有陪护人员陪同						
		躁动不安患者有专人陪护，必要时使用合适的保护性约束具						
	应急管理	熟知患者跌倒/坠床的应急处置预案与流程						
	质控要求	科室和/或主管部门每月或每季度定期对患者跌倒/坠床风险管理质量进行督查，有分析及改进措施						
		患者跌倒/坠床防范的相关管理制度科内培训频率≥1次/年，并记录						
		患者跌倒/坠床应急模拟演练频率≥1次/半年，并记录						
		科室和/或主管部门运用质量管理工具进行分析						
结果	评价指标	患者跌倒/坠床风险管理质量达标率≥95%	达标率：					
		患者跌倒/坠床的不良事件发生率在管理目标内	是/否			合格/不合格		
		无患者跌倒/坠床的不良事件瞒报或漏报	是/否					

15 患者管道风险管理质量评价标准

· 患者管道风险管理质量检查思维导图 ·

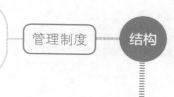

* 有患者管道风险的管理制度

* 有患者非计划性拔管的应急处置预案与流程   —— 管理制度 ······ 结构

* 有患者管道风险的评估量表

风险评估 —— * 按要求进行患者管道风险评估,并记录

健康教育 —— * 向患者和/或陪护人员告知留置管道的重要性和注意事项、非计划性拔管的防范措施及配合事项,直至患者和/或陪护人员能复述要点

过程

引流管道管理 ——
* 引流管道标识清晰、规范

* 引流管道妥善固定

* 注意观察引流液的容量、颜色、性状等,并准确记录

* 管道引流通畅,留置时间规范,按医嘱执行开放或夹闭管道

* 引流管或引流袋定期更换,符合无菌操作原则,局部伤口敷料干燥

* 躁动不安患者的防范措施,如使用保护性约束具、镇静等,有效落实

* 躁动不安患者应有陪护人员 24h 进行陪护,医护人员加强巡视

静脉留置导管管理 —— * 留置导管通畅,并贴有留置日期、时间及签名,留置时间符合要求

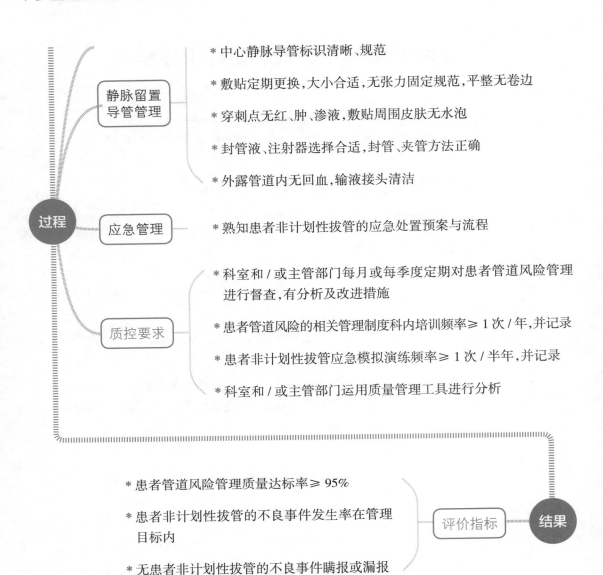

过程

静脉留置
导管管理

* 中心静脉导管标识清晰、规范

* 敷贴定期更换,大小合适,无张力固定规范,平整无卷边

* 穿刺点无红、肿、渗液,敷贴周围皮肤无水泡

* 封管液、注射器选择合适,封管、夹管方法正确

* 外露管道内无回血,输液接头清洁

应急管理

* 熟知患者非计划性拔管的应急处置预案与流程

质控要求

* 科室和 / 或主管部门每月或每季度定期对患者管道风险管理
  进行督查,有分析及改进措施

* 患者管道风险的相关管理制度科内培训频率 ≥ 1 次 / 年,并记录

* 患者非计划性拔管应急模拟演练频率 ≥ 1 次 / 半年,并记录

* 科室和 / 或主管部门运用质量管理工具进行分析

* 患者管道风险管理质量达标率 ≥ 95%

* 患者非计划性拔管的不良事件发生率在管理
  目标内

* 无患者非计划性拔管的不良事件瞒报或漏报

评价指标

结果

· 患者管道风险管理质量评价标准 ·

项	目	质量评价标准	稽查数	完全符合	部分符合	不符合	不适用	备注
结构	管理制度	有患者管道风险的管理制度						
		有患者非计划性拔管的应急处置预案与流程						
		有患者管道风险的评估量表						
过程	风险评估	按要求进行患者管道风险评估,并记录						
	健康教育	向患者和/或陪护人员告知留置管道的重要性和注意事项、非计划性拔管的防范措施及配合事项,直至患者和/或陪护人员能复述要点						
	引流管道管理	引流管道标识清晰、规范						
		引流管道妥善固定						
		注意观察引流液的容量、颜色、性状等,并准确记录						
		管道引流通畅,留置时间规范,按医嘱执行开放或夹闭管道						
		引流管或引流袋定期更换,符合无菌操作原则,局部伤口敷料干燥						
		躁动不安患者的防范措施,如使用保护性约束具、镇静等,有效落实						
		躁动不安患者应有陪护人员24h进行陪护,医护人员加强巡视						
	静脉留置导管管理	留置导管通畅,并贴有留置日期、时间及签名,留置时间符合要求						
		中心静脉导管标识清晰、规范						
		敷贴定期更换,大小合适,无张力固定规范,平整无卷边						
		穿刺点无红、肿、渗液,敷贴周围皮肤无水泡						
		封管液、注射器选择合适,封管、夹管方法正确						
		外露管道内无回血,输液接头清洁						

项 目		质量评价标准	稽查数	完全符合	部分符合	不符合	不适用	备注
过程	应急管理	熟知患者非计划性拔管的应急处置预案与流程						
	质控要求	科室和／或主管部门每月或每季度定期对患者管道风险管理进行督查,有分析及改进措施						
		患者管道风险的相关管理制度科内培训频率≥1次／年,并记录						
		患者非计划性拔管应急模拟演练频率≥1次／半年,并记录						
		科室和／或主管部门运用质量管理工具进行分析						
结果	评价指标	患者管道风险管理质量达标率≥95%	达标率:					
		患者非计划性拔管的不良事件发生率在管理目标内	是／否		合格／不合格			
		无患者非计划性拔管的不良事件瞒报或漏报	是／否					

16 | 患者压力性损伤风险管理质量评价标准

· 患者压力性损伤风险管理质量检查思维导图 ·

* 有患者压力性损伤的管理制度

* 有患者压力性损伤的诊疗与护理规范 ── 管理制度 ⋯⋯ **结构**

* 有患者压力性损伤的风险评估量表

过程

风险评估
* 患者入院或转入后,有压力性损伤风险评估,并记录

* 高危患者风险评估(1次/日),极高危患者每班次评估,并记录

* 患者压力性损伤风险评估准确,与患者实际病情、医嘱相符

* 患者病情变化时,有动态评估,并记录

申报监控
* 压力性损伤患者和风险评估为高危、极高危的患者进行三级监控管理

健康教育
* 向患者和/或陪护人员告知压力性损伤的防范措施及配合事项,直至患者和/或陪护人员能复述要点

知情告知
* 签署患者压力性损伤风险的知情告知书

防范措施
* 床单元、病员服保持整洁、干燥

* 患者局部皮肤保持清洁、干燥

* 正确安置和变换体位

* 定时翻身,正确使用便盆

* 正确使用辅助用品,如气垫床、水垫、翻身垫、软枕、专用敷料等,予以局部减压

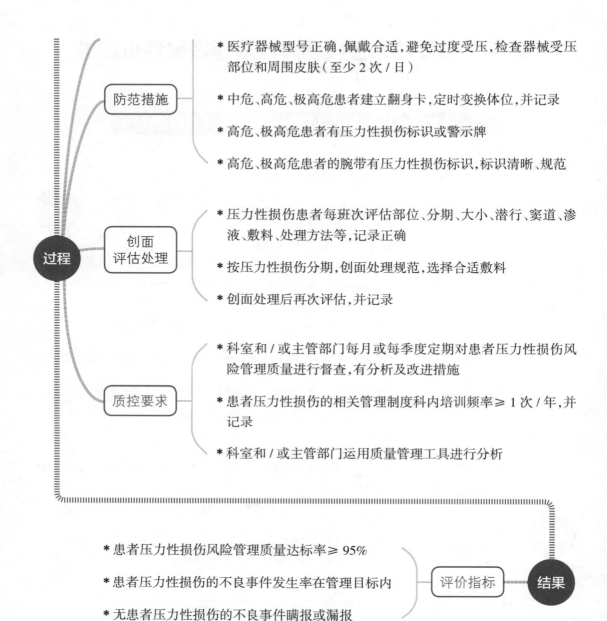

· 患者压力性损伤风险管理质量评价标准 ·

项	目	质量评价标准	稽查数	完全符合	部分符合	不符合	不适用	备注
结构	管理制度	有患者压力性损伤的管理制度						
		有患者压力性损伤的诊疗与护理规范						
		有患者压力性损伤的风险评估量表						
过程	风险评估	患者入院或转入后,有压力性损伤风险评估,并记录						
		高危患者风险评估(1次/日),极高危患者每班次评估,并记录						
		患者压力性损伤风险评估准确,与患者实际病情、医嘱相符						
		患者病情变化时,有动态评估,并记录						
	申报监控	压力性损伤患者和风险评估为高危、极高危的患者进行三级监控管理						
	健康教育	向患者和/或陪护人员告知压力性损伤的防范措施及配合事项,直至患者和/或陪护人员能复述要点						
	知情告知	签署患者压力性损伤风险的知情告知书						
	防范措施	床单元、病员服保持整洁、干燥						
		患者局部皮肤保持清洁、干燥						
		正确安置和变换体位						
		定时翻身,正确使用便盆						
		正确使用辅助用品,如气垫床、水垫、翻身垫、软枕、专用敷料等,予以局部减压						
		医疗器械型号正确,佩戴合适,避免过度受压,检查器械受压部位和周围皮肤(至少2次/日)						
		中危、高危、极高危患者建立翻身卡,定时变换体位,并记录						
		高危、极高危患者有压力性损伤标识或警示牌						

项 目		质量评价标准	稽查数	完全符合	部分符合	不符合	不适用	备注
过程	防范措施	高危、极高危患者的腕带有压力性损伤标识,标识清晰、规范						
	创面评估处理	压力性损伤患者每班次评估部位、分期、大小、潜行、窦道、渗液、敷料、处理方法等,记录正确						
		按压力性损伤分期,创面处理规范,选择合适敷料						
		创面处理后再次评估,并记录						
	质控要求	科室和/或主管部门每月或每季度定期对患者压力性损伤风险管理质量进行督查,有分析及改进措施						
		患者压力性损伤的相关管理制度科内培训频率≥1次/年,并记录						
		科室和/或主管部门运用质量管理工具进行分析						
结果	评价指标	患者压力性损伤风险管理质量达标率≥95%	达标率:			合格/不合格		
		患者压力性损伤的不良事件发生率在管理目标内	是/否					
		无患者压力性损伤的不良事件瞒报或漏报	是/否					

患者约束风险管理质量评价标准

·患者约束风险管理质量检查思维导图·

* 有患者保护性约束具使用的管理制度 ——————————— 管理制度 —— 结构

健康教育 —— * 向患者和 / 或陪护人员告知保护性约束具的使用目的与注意事项,直至患者和 / 或陪护人员能复述要点

知情告知同意 —— * 签署患者保护性约束具使用的知情告知同意书

过程

约束具管理

* 遵医嘱使用保护性约束具

* 选择舒适性、安全性良好的约束具

* 约束肢体处于功能位,约束具松紧度适宜,以能容纳一指为宜

* 记录约束具使用原因、开始时间、部位、种类

* 评估约束部位皮肤、血液循环情况(1 次 /2h),若胸部使用约束具,注意观察呼吸频率、节律,并记录

* 放松约束具 3~5min(1 次 /2h),并记录

* 做好床旁交接

* 再次评估患者约束的必要性(1 次 /8h),及时解除约束具

* 约束具使用期间给予人性化护理,满足患者基本生活需求,对清醒患者做好心理护理

* 遵医嘱解除约束具,记录约束具停用时间、约束部位皮肤及血液循环情况

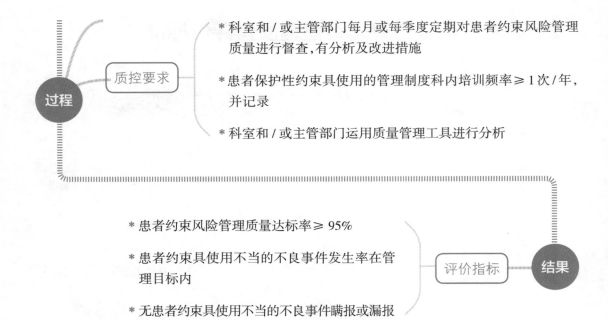

过程

质控要求

* 科室和 / 或主管部门每月或每季度定期对患者约束风险管理质量进行督查,有分析及改进措施

* 患者保护性约束具使用的管理制度科内培训频率 ≥ 1 次 / 年,并记录

* 科室和 / 或主管部门运用质量管理工具进行分析

* 患者约束风险管理质量达标率 ≥ 95%

* 患者约束具使用不当的不良事件发生率在管理目标内

* 无患者约束具使用不当的不良事件瞒报或漏报

评价指标

结果

· 患者约束风险管理质量评价标准 ·

项	目	质量评价标准	稽查数	完全符合	部分符合	不符合	不适用	备注
结构	管理制度	有患者保护性约束具使用的管理制度						
过程	健康教育	向患者和/或陪护人员告知保护性约束具的使用目的与注意事项,直至患者和/或陪护人员能复述要点						
	知情告知同意	签署患者保护性约束具使用的知情告知同意书						
	约束具管理	遵医嘱使用保护性约束具						
		选择舒适性、安全性良好的约束具						
		约束肢体处于功能位,约束具松紧度适宜,以能容纳一指为宜						
		记录约束具使用原因、开始时间、部位、种类						
		评估约束部位皮肤、血液循环情况(1次/2h),若胸部使用约束具,注意观察呼吸频率、节律,并记录						
		放松约束具3~5min(1次/2h),并记录						
		做好床旁交接						
		再次评估患者约束的必要性(1次/8h),及时解除约束具						
		约束具使用期间给予人性化护理,满足患者基本生活需求,对清醒患者做好心理护理						
		遵医嘱解除约束具,记录约束具停用时间、约束部位皮肤及血液循环情况						
	质控要求	科室和/或主管部门每月或每季度定期对患者约束风险管理质量进行督查,有分析及改进措施						

第二部分

项 目		质量评价标准	稽查数	完全符合	部分符合	不符合	不适用	备注
过程	质控要求	患者保护性约束具使用的管理制度科内培训频率≥1次/年,并记录						
		科室和/或主管部门运用质量管理工具进行分析						
结果	评价指标	患者约束风险管理质量达标率≥95%	达标率:					
		患者约束具使用不当的不良事件发生率在管理目标内	是/否		合格/不合格			
		无患者约束具使用不当的不良事件瞒报或漏报	是/否					

18 临床危急值管理质量评价标准

· 临床危急值管理质量检查思维导图 ·

* 有临床危急值报告制度与处置流程 —————— 管理制度 ╌╌ **结构**

过程

危急值接收 —— * 在 10min 内,确认临床危急值,报告并记录

医嘱执行 —— * 按规定时间执行医嘱

护理记录 —— * 及时记录临床危急值处置内容

* 有护理动态评估,并记录

应急管理 —— * 熟知临床危急值报告项目与范围

* 熟知临床危急值报告与处置流程

质控要求 —— * 科室和 / 或主管部门(护理部、医务部)每月或每季度定期对临床危急值管理质量进行督查,有分析及改进措施

* 临床危急值的相关管理制度科内培训频率 ≥ 1 次 / 年,并记录

* 科室和 / 或主管部门运用质量管理工具进行分析

* 临床危急值处置及时率达到 100% —————— 评价指标 ╌╌ **结果**

· 临床危急值管理质量评价标准 ·

项　目		质量评价标准	稽查数	完全符合	部分符合	不符合	不适用	备注
结构	管理制度	有临床危急值报告制度与处置流程						
过程	危急值接收	在 10min 内,确认临床危急值,报告并记录						
	医嘱执行	按规定时间执行医嘱						
	护理记录	及时记录临床危急值处置内容						
		有护理动态评估,并记录						
	应急管理	熟知临床危急值报告项目与范围						
		熟知临床危急值报告与处置流程						
	质控要求	科室和 / 或主管部门(护理部、医务部)每月或每季度定期对临床危急值管理质量进行督查,有分析及改进措施						
		临床危急值的相关管理制度科内培训频率≥ 1 次 / 年,并记录						
		科室和 / 或主管部门运用质量管理工具进行分析						
结果	评价指标	临床危急值处置及时率达到 100%	是 / 否		合格 / 不合格			

19 临床输血管理质量评价标准

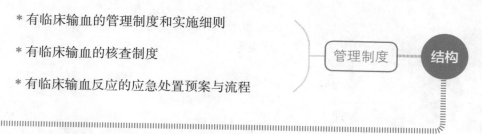

· 临床输血管理质量检查思维导图 ·

* 有临床输血的管理制度和实施细则

* 有临床输血的核查制度   管理制度 ———— 结构

* 有临床输血反应的应急处置预案与流程

血标本
采集   * 采集交叉配血试验标本时,双人核对无误后,方可执行

         * 取血前,评估患者生命体征、病情,必要时暂缓取血

         * 运送血袋时,使用冷链箱,不同血制品应分开放置

取 血   * 取血者与发血者均进行核对,确认无误后交接,并记录时间
           (时间精确到分钟)及双签名

         * 血袋避免剧烈震荡,不得加入药物

         * 输血前,执行双人核对,查对内容和方式正确,确认无误后,记
           录时间(时间精确到分钟)及双签名

         * 输血前,了解患者输血史和输血反应史

过程   * 输血时,床旁双人核对,查对内容和方式正确,确认无误后输
           血,记录时间(时间精确到分钟)及双签名

输 血   * 输血器使用和辅助设备符合国家标准及操作规范,输血器更
           换(1 次 /4h)

         * 血液出血库后,应在 30min 内输注,1 个单位的全血或成分血
           在 4h 内输完

         * 输血开始前、开始输血后 15min、输血结束后 15min、输血结束后
           4h,需评估患者生命体征,并记录

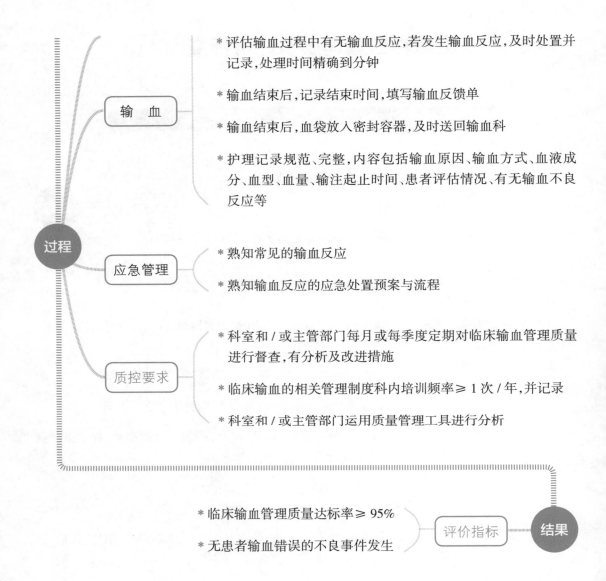

过程

输 血
* 评估输血过程中有无输血反应,若发生输血反应,及时处置并记录,处理时间精确到分钟
* 输血结束后,记录结束时间,填写输血反馈单
* 输血结束后,血袋放入密封容器,及时送回输血科
* 护理记录规范、完整,内容包括输血原因、输血方式、血液成分、血型、血量、输注起止时间、患者评估情况、有无输血不良反应等

应急管理
* 熟知常见的输血反应
* 熟知输血反应的应急处置预案与流程

质控要求
* 科室和/或主管部门每月或每季度定期对临床输血管理质量进行督查,有分析及改进措施
* 临床输血的相关管理制度科内培训频率≥1次/年,并记录
* 科室和/或主管部门运用质量管理工具进行分析

评价指标
结果
* 临床输血管理质量达标率≥95%
* 无患者输血错误的不良事件发生

· 临床输血管理质量评价标准 ·

项	目	质量评价标准	稽查数	完全符合	部分符合	不符合	不适用	备注
结构	管理制度	有临床输血的管理制度和实施细则						
		有临床输血的核查制度						
		有临床输血反应的应急处置预案与流程						
过程	血标本采集	采集交叉配血试验标本时,双人核对无误后,方可执行						
	取血	取血前,评估患者生命体征、病情,必要时暂缓取血						
		运送血袋时,使用冷链箱,不同血制品应分开放置						
		取血者与发血者均进行核对,确认无误后交接,并记录时间(时间精确到分钟)及双签名						
		血袋避免剧烈震荡,不得加入药物						
	输血	输血前,执行双人核对,查对内容和方式正确,确认无误后,记录时间(时间精确到分钟)及双签名						
		输血前,了解患者输血史和输血反应史						
		输血时,床旁双人核对,查对内容和方式正确,确认无误后输血,记录时间(时间精确到分钟)及双签名						
		输血器使用和辅助设备符合国家标准及操作规范,输血器更换(1次/4h)						
		血液出血库后,应在30min内输注,1个单位的全血或成分血在4h内输完						
		输血开始前、开始输血后15min、输血结束后15min、输血结束后4h,需评估患者生命体征,并记录						
		评估输血过程中有无输血反应,若发生输血反应,及时处置并记录,处理时间精确到分钟						

项　目		质量评价标准	稽查数	完全符合	部分符合	不符合	不适用	备注
过程	输血	输血结束后,记录结束时间,填写输血反馈单						
		输血结束后,血袋放入密封容器,及时送回输血科						
		护理记录规范、完整,内容包括输血原因、输血方式、血液成分、血型、血量、输注起止时间、患者评估情况、有无输血不良反应等						
	应急管理	熟知常见的输血反应						
		熟知输血反应的应急处置预案与流程						
	质控要求	科室和/或主管部门每月或每季度定期对临床输血管理质量进行督查,有分析及改进措施						
		临床输血的相关管理制度科内培训频率≥1次/年,并记录						
		科室和/或主管部门运用质量管理工具进行分析						
结果	评价指标	临床输血管理质量达标率≥95%	达标率:			合格/不合格		
		无患者输血错误的不良事件发生	是/否					

20 | 病区环境管理质量评价标准

· 病区环境管理质量检查思维导图 ·

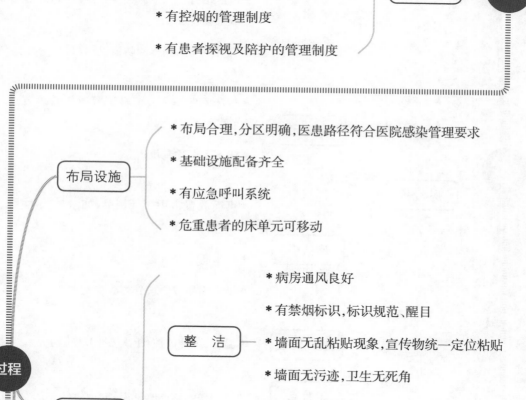

* 有病区环境卫生的管理制度

* 有消防安全的管理制度

* 有用电安全的管理制度 —— 管理制度 ···· 结构

* 有控烟的管理制度

* 有患者探视及陪护的管理制度

* 布局合理,分区明确,医患路径符合医院感染管理要求

布局设施 —— * 基础设施配备齐全

* 有应急呼叫系统

* 危重患者的床单元可移动

* 病房通风良好

* 有禁烟标识,标识规范、醒目

整 洁 —— * 墙面无乱粘贴现象,宣传物统一定位粘贴

* 墙面无污迹,卫生无死角

过程 —— 病 区 —— * 卫生间无异味

* 员工穿软底鞋,无大声喧哗

安 静 —— * 使用中的治疗车无噪音

* 探视、陪护管理措施,有效落实

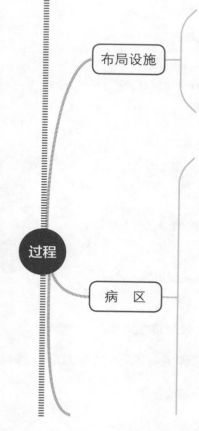

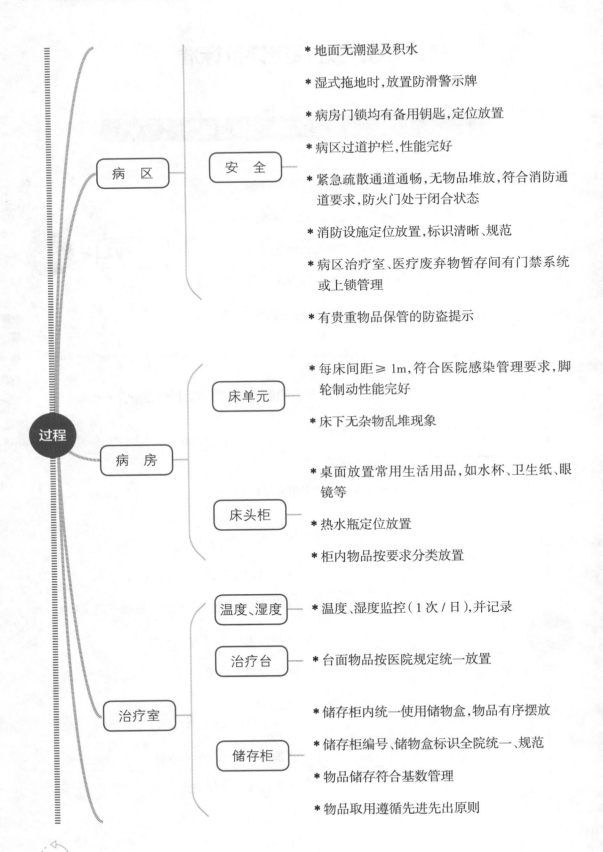

病区 —— 安全
* 地面无潮湿及积水
* 湿式拖地时,放置防滑警示牌
* 病房门锁均有备用钥匙,定位放置
* 病区过道护栏,性能完好
* 紧急疏散通道通畅,无物品堆放,符合消防通道要求,防火门处于闭合状态
* 消防设施定位放置,标识清晰、规范
* 病区治疗室、医疗废弃物暂存间有门禁系统或上锁管理
* 有贵重物品保管的防盗提示

过程 —— 病房

床单元
* 每床间距 ≥ 1m,符合医院感染管理要求,脚轮制动性能完好
* 床下无杂物乱堆现象

床头柜
* 桌面放置常用生活用品,如水杯、卫生纸、眼镜等
* 热水瓶定位放置
* 柜内物品按要求分类放置

治疗室

温度、湿度
* 温度、湿度监控(1次/日),并记录

治疗台
* 台面物品按医院规定统一放置

储存柜
* 储存柜内统一使用储物盒,物品有序摆放
* 储存柜编号、储物盒标识全院统一、规范
* 物品储存符合基数管理
* 物品取用遵循先进先出原则

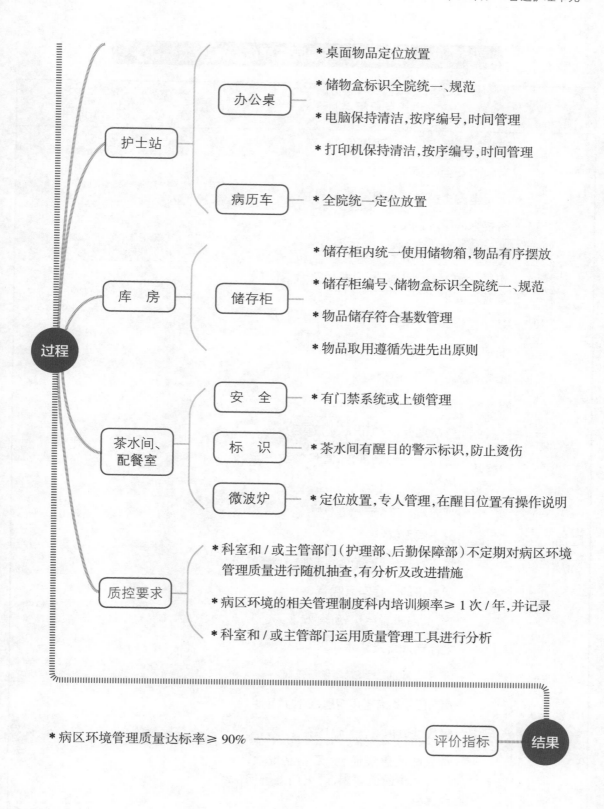

过程

护士站
　办公桌
　　* 桌面物品定位放置
　　* 储物盒标识全院统一、规范
　　* 电脑保持清洁,按序编号,时间管理
　　* 打印机保持清洁,按序编号,时间管理
　病历车
　　* 全院统一定位放置

库　房
　储存柜
　　* 储存柜内统一使用储物箱,物品有序摆放
　　* 储存柜编号、储物盒标识全院统一、规范
　　* 物品储存符合基数管理
　　* 物品取用遵循先进先出原则

茶水间、配餐室
　安　全
　　* 有门禁系统或上锁管理
　标　识
　　* 茶水间有醒目的警示标识,防止烫伤
　微波炉
　　* 定位放置,专人管理,在醒目位置有操作说明

质控要求
　　* 科室和/或主管部门(护理部、后勤保障部)不定期对病区环境管理质量进行随机抽查,有分析及改进措施
　　* 病区环境的相关管理制度科内培训频率≥1次/年,并记录
　　* 科室和/或主管部门运用质量管理工具进行分析

* 病区环境管理质量达标率≥90% ── 评价指标 ── 结果

· 病区环境管理质量评价标准 ·

项	目		质量评价标准	稽查数	完全符合	部分符合	不符合	不适用	备注
结构	管理制度		有病区环境卫生的管理制度						
			有消防安全的管理制度						
			有用电安全的管理制度						
			有控烟的管理制度						
			有患者探视及陪护的管理制度						
过程	布局设施		布局合理,分区明确,医患路径符合医院感染管理要求						
			基础设施配备齐全						
			有应急呼叫系统						
			危重患者的床单元可移动						
	病区	整洁	病房通风良好						
			有禁烟标识,标识规范、醒目						
			墙面无乱粘贴现象,宣传物统一定位粘贴						
			墙面无污迹,卫生无死角						
			卫生间无异味						
		安静	员工穿软底鞋,无大声喧哗						
			使用中的治疗车无噪音						
			探视、陪护管理措施,有效落实						
		安全	地面无潮湿及积水						
			湿式拖地时,放置防滑警示牌						
			病房门锁均有备用钥匙,定位放置						
			病区过道护栏,性能完好						
			紧急疏散通道通畅,无物品堆放,符合消防通道要求,防火门处于闭合状态						

续　表

项　目			质量评价标准	稽查数	完全符合	部分符合	不符合	不适用	备注
过程	病区	安全	消防设施定位放置,标识清晰、规范						
			病区治疗室、医疗废弃物暂存间有门禁系统或上锁管理						
			有贵重物品保管的防盗提示						
	病房	床单元	每床间距≥1m,符合医院感染管理要求,脚轮制动性能完好						
			床下无杂物乱堆现象						
		床头柜	桌面放置常用生活用品,如水杯、卫生纸、眼镜等						
			热水瓶定位放置						
			柜内物品按要求分类放置						
	治疗室	温度、湿度	温度、湿度监控(1次/日),并记录						
		治疗台	台面物品按医院规定统一放置						
		储存柜	储存柜内统一使用储物盒,物品有序摆放						
			储存柜编号、储物盒标识全院统一、规范						
			物品储存符合基数管理						
			物品取用遵循先进先出原则						
	护士站	办公桌	桌面物品定位放置						
			储物盒标识全院统一、规范						
			电脑保持清洁,按序编号,时间管理						
			打印机保持清洁,按序编号,时间管理						
		病历车	全院统一定位放置						
	库房	储存柜	储存柜内统一使用储物箱,物品有序摆放						

第二部分

项　目			质量评价标准	稽查数	完全符合	部分符合	不符合	不适用	备注
过程	库房	储存柜	储存柜编号、储物盒标识全院统一、规范						
			物品储存符合基数管理						
			物品取用遵循先进先出原则						
	茶水间、配餐室	安全	有门禁系统或上锁管理						
		标识	茶水间有醒目的警示标识,防止烫伤						
		微波炉	定位放置,专人管理,在醒目位置有操作说明						
	质控要求		科室和 / 或主管部门(护理部、后勤保障部)不定期对病区环境管理质量进行随机抽查,有分析及改进措施						
			病区环境的相关管理制度科内培训频率≥1 次 / 年,并记录						
			科室和 / 或主管部门运用质量管理工具进行分析						
结果	评价指标		病区环境管理质量达标率≥ 90%	达标率:			合格 / 不合格		

21 护理病历管理质量评分标准

· 护理病历管理质量检查思维导图 ·

* 有护理文书书写规范 —————————————————— 管理制度 ——— **结构**

过程

体温单

- **眉栏** — *项目填写完整、正确、规范

- **40~42℃** — *入院、转入、分娩、机械通气、死亡等无遗漏（时间精确到分钟），手术、出院除外

- **曲线绘制** — *体温、脉搏／心率、呼吸、疼痛测量频次符合要求，符号正确，记录完整，降温、疼痛处置后有评估

- **底栏** — *血压、入量、出量、大便次数记录正确、规范，体重每周至少记录1次，无法测量须注明"卧床"，自定义栏名称填写正确，引流量记录完整

医嘱单

- **长期医嘱** — *有开始日期和时间、停止日期和时间、医师签名、执行时间和护士签名，长期医嘱执行时间符合要求

- **临时医嘱** — *有开始时间、医师签名、执行时间和执行护士签名，st 医嘱在 30min 内执行，once 医嘱在 24h 内执行

- **皮试结果** — *皮试结果有确认时间和双签名

- **输血医嘱** — *输血／备血有实际执行时间和双签名

过程 — 护理病情记录单

首次记录
* 记录入院时生命体征、主要治疗、护理措施、健康教育及特殊情况,如吸氧及氧流量、心电监护、置管等
* 入院后本班内完成,有护士签名,时间符合要求

日常记录
* 常规内容记录:患者病情变化、生命体征、症状与体征、异常检验、检查结果、危急值结果、特殊治疗、特殊用药,如使用血管活性药物、病情变化或抢救时用药、护理措施、健康教育及疗效等
* 出入量即时记录,每班次准确统计,24h 汇总,出量记录包括数量、颜色、性状等

手术记录
* 术前记录:拟行手术名称、手术时间、术前准备、心理状况,特殊用药和特殊病情变化等
* 术后记录:患者返病室时间、麻醉及手术方式、麻醉状态,生命体征、术后体位、伤口敷料、引流情况,伤口疼痛、饮食、皮肤完整,术后医嘱及其他特殊情况等

输血记录
* 输血原因、输血方式、血液成分、血型、血量、输注起止时间、患者评估情况、有无输血不良反应等

转科记录
* 转出记录:本科尚未解决的特殊情况(转科原因、目前病情、专科情况、特殊用药、管道等)
* 转入记录:目前病情、生命体征、主要治疗、护理措施、健康教育等

抢救记录
* 患者病情演变过程、生命体征、抢救时间、抢救过程、护理处置等,在 6h 内补记

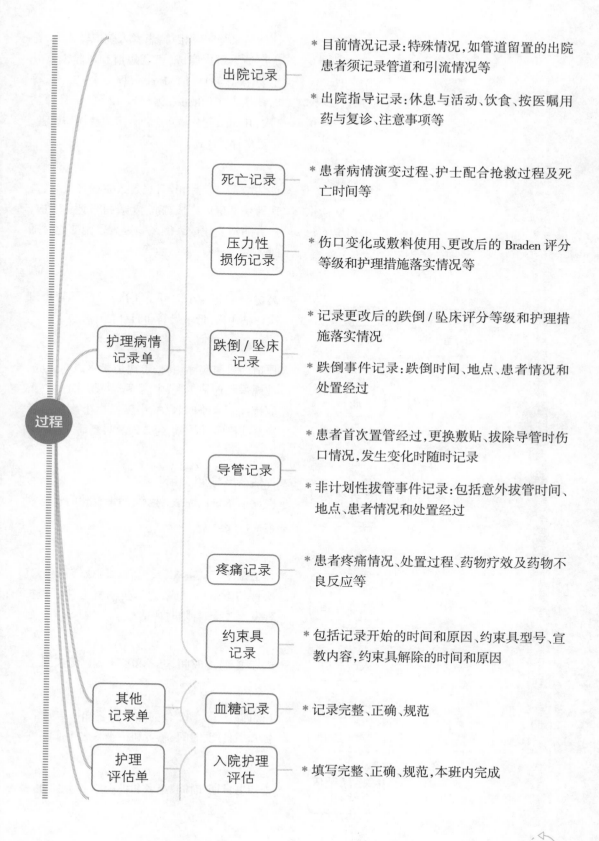

过程
├─ 护理病情记录单
│   ├─ 出院记录
│   │   ├─ *目前情况记录:特殊情况,如管道留置的出院患者须记录管道和引流情况等
│   │   └─ *出院指导记录:休息与活动、饮食、按医嘱用药与复诊、注意事项等
│   ├─ 死亡记录
│   │   └─ *患者病情演变过程、护士配合抢救过程及死亡时间等
│   ├─ 压力性损伤记录
│   │   └─ *伤口变化或敷料使用、更改后的 Braden 评分等级和护理措施落实情况等
│   ├─ 跌倒 / 坠床记录
│   │   ├─ *记录更改后的跌倒 / 坠床评分等级和护理措施落实情况
│   │   └─ *跌倒事件记录:跌倒时间、地点、患者情况和处置经过
│   ├─ 导管记录
│   │   ├─ *患者首次置管经过,更换敷贴、拔除导管时伤口情况,发生变化时随时记录
│   │   └─ *非计划性拔管事件记录:包括意外拔管时间、地点、患者情况和处置经过
│   ├─ 疼痛记录
│   │   └─ *患者疼痛情况、处置过程、药物疗效及药物不良反应等
│   └─ 约束具记录
│   └─ *包括记录开始的时间和原因、约束具型号、宣教内容,约束具解除的时间和原因
├─ 其他记录单
│   └─ 血糖记录
│   └─ *记录完整、正确、规范
└─ 护理评估单
    └─ 入院护理评估
        └─ *填写完整、正确、规范,本班内完成

第二部分

过程

护理评估单

压力性损伤评估
* 评估结果与实际相符,患者入院或转入后,首次评估本班内完成,患者病情和风险因素发生变化时随时评估;Braden 评分 13~23 分,每周评估 1 次;Braden 评分 ≤ 12 分,每日评估 1 次;Braden 评分 ≤ 9 分和有压力性损伤患者,每班次评估 1 次

跌倒/坠床评估
* 评估结果与实际相符,患者入院或转入后,首次评估本班内完成,高危患者每日评估 1 次,患者病情变化或跌倒风险因素发生变化时随时评估

管道评估
* 高危导管每 4 小时评估 1 次,中危导管每班次评估 1 次,低危导管每日评估 1 次

疼痛评估
* 评估结果与实际相符,首次记录本班内完成,常规每日评估 1 次,中度疼痛每班次评估,重度疼痛每 4 小时评估,中度及以上疼痛患者应落实措施,根据给药方式及时复评

营养风险评估
* 评估结果与实际相符,患者入院或转入后,首次评估本班内完成,手术、病情变化时动态评估,每周复评 1 次

日常生活能力评估
* 评估结果与实际相符,患者入院或转入后,首次评估本班内完成,患者生活能力和等级护理发生改变时,随时评估

告知书

入院告知
* 告知书日期、时间、患者和护士签名无遗漏

压力性损伤告知
* Braden 评分 ≤ 12 分的患者签署知情告知书,告知书日期、时间、患者和护士签名无遗漏

跌倒/坠床告知
* 告知书日期、时间、患者和护士签名无遗漏

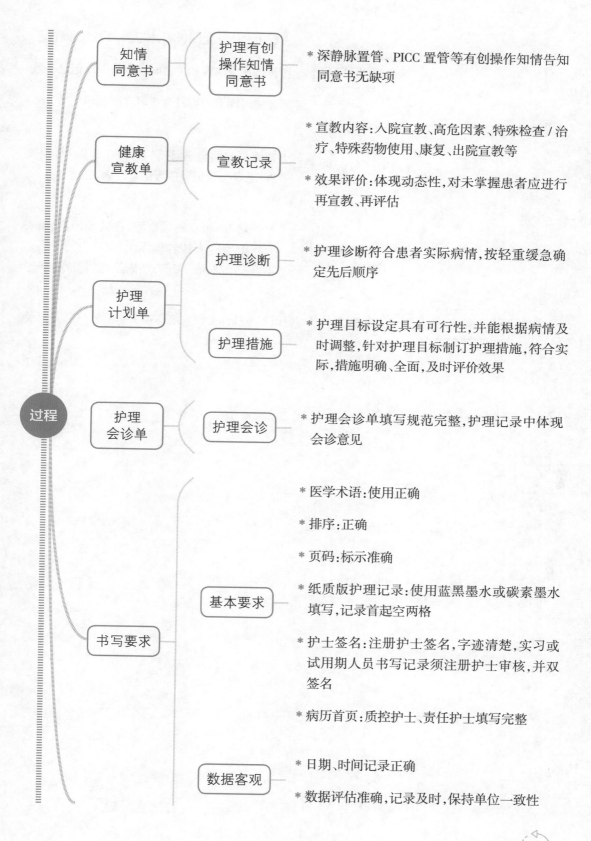

过程

知情同意书 — **护理有创操作知情同意书**
* 深静脉置管、PICC 置管等有创操作知情告知同意书无缺项

健康宣教单 — **宣教记录**
* 宣教内容:入院宣教、高危因素、特殊检查/治疗、特殊药物使用、康复、出院宣教等
* 效果评价:体现动态性,对未掌握患者应进行再宣教、再评估

护理计划单
— **护理诊断**
* 护理诊断符合患者实际病情,按轻重缓急确定先后顺序
— **护理措施**
* 护理目标设定具有可行性,并能根据病情及时调整,针对护理目标制订护理措施,符合实际,措施明确、全面,及时评价效果

护理会诊单 — **护理会诊**
* 护理会诊单填写规范完整,护理记录中体现会诊意见

书写要求
— **基本要求**
* 医学术语:使用正确
* 排序:正确
* 页码:标示准确
* 纸质版护理记录:使用蓝黑墨水或碳素墨水填写,记录首起空两格
* 护士签名:注册护士签名,字迹清楚,实习或试用期人员书写记录须注册护士审核,并双签名
* 病历首页:质控护士、责任护士填写完整
— **数据客观**
* 日期、时间记录正确
* 数据评估准确,记录及时,保持单位一致性

第二部分

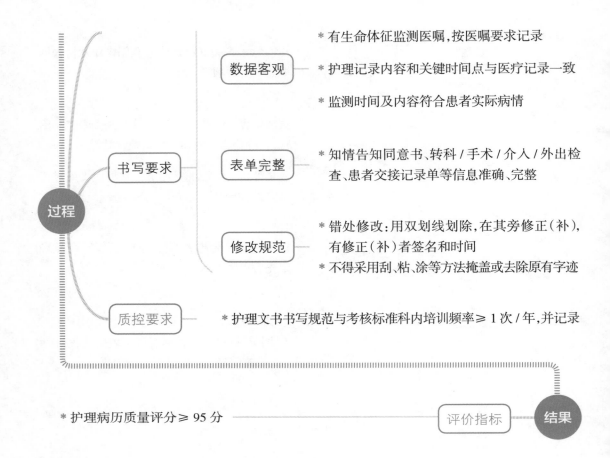

过程

书写要求

数据客观
* 有生命体征监测医嘱,按医嘱要求记录
* 护理记录内容和关键时间点与医疗记录一致
* 监测时间及内容符合患者实际病情

表单完整
* 知情告知同意书、转科/手术/介入/外出检查、患者交接记录单等信息准确、完整

修改规范
* 错处修改:用双划线划除,在其旁修正(补),有修正(补)者签名和时间
* 不得采用刮、粘、涂等方法掩盖或去除原有字迹

质控要求
* 护理文书书写规范与考核标准科内培训频率≥1次/年,并记录

* 护理病历质量评分≥95分 —————————————— 评价指标 ······ 结果

· 护理病历管理质量评分标准 ·

项 目		评分标准	特 殊 扣分说明	分值
结构	管理制度	有护理文书书写规范		1
过程	体温单 眉 栏	项目填写完整、正确、规范		1
	体温单 40~42℃	入院、转入、分娩、机械通气、死亡等无遗漏（时间精确到分钟），手术、出院除外		1
	体温单 曲线绘制	体温、脉搏／心率、呼吸、疼痛测量频次符合要求，符号正确，记录完整，降温、疼痛处置后有评估		2
	体温单 底栏	血压、入量、出量、大便次数记录正确、规范，体重每周至少记录 1 次，无法测量须注明"卧床"，自定义栏名称填写正确，引流量记录完整		2
	医嘱单 长期医嘱	有开始日期和时间、停止日期和时间、医师签名、执行时间和护士签名，长期医嘱执行时间符合要求		2
	医嘱单 临时医嘱	有开始时间、医师签名、执行时间和执行护士签名，st 医嘱在 30min 内执行，once 医嘱在 24h 内执行		2
	医嘱单 皮试结果	皮试结果有确认时间和双签名	时间不准确或单签名扣 1 分,缺皮试结果扣 5 分	2
	医嘱单 输血医嘱	输血／备血有实际执行时间和双签名	时间不准确或单签名扣 1 分	2
	护理病情记录单 首次记录	记录入院时生命体征、主要治疗、护理措施、健康教育及特殊情况，如吸氧及氧流量、心电监护、置管等	缺一处或与实际病情不相符扣 1 分	2
	护理病情记录单 首次记录	入院后本班内完成，有护士签名，时间符合要求		

项　目			评分标准	特　殊 扣分说明	分值
过程	护理病情记录单	日常记录	常规内容记录:患者病情变化、生命体征、症状与体征、异常检验、检查结果、危急值结果、特殊治疗、特殊用药,如使用血管活性药物、病情变化或抢救时用药、护理措施、健康教育及疗效等	病情记录内容未客观、真实反映病情变化酌情扣1~2分;主要治疗、护理措施缺记录酌情扣1~2分;特殊用药未记录酌情扣1~2分	15
			出入量即时记录,每班次准确统计,24h汇总,出量记录包括数量、颜色、性状等	记录欠规范扣0.5分,缺一处扣1分	
		手术记录	术前记录:拟行手术名称、手术时间、术前准备、心理状况,特殊用药和特殊病情变化等		2
			术后记录:患者返病室时间、麻醉及手术方式、麻醉状态,生命体征、术后体位、伤口敷料、引流情况,伤口疼痛、饮食、皮肤完整,术后医嘱及其他特殊情况等		
		输血记录	输血原因、输血方式、血液成分、血型、血量、输注起止时间、患者评估情况、有无输血不良反应等		2
		转科记录	转出记录:本科尚未解决的特殊情况(转科原因、目前病情、专科情况、特殊用药、管道等)	记录欠规范扣0.5分,缺记录扣5分	2
			转入记录:目前病情、生命体征、主要治疗、护理措施、健康教育等	记录欠规范扣0.5分,缺记录扣5分	
		抢救记录	患者病情演变过程、生命体征、抢救时间、抢救过程、护理处置等,在6h内补记	记录欠规范扣0.5分,缺记录扣5分	2
		出院记录	目前情况记录:特殊情况,如管道留置的出院患者须记录管道和引流情况等	记录欠规范扣0.5分,缺记录扣5分	2
			出院指导记录:休息与活动、饮食、按医嘱用药与复诊、注意事项等	记录欠规范扣0.5分,缺记录扣5分,出院指导缺项扣0.5分	

续　表

项　目			评分标准	特殊 扣分说明	分值
过程	护理 病情 记录 单	死亡记录	患者病情演变过程、护士配合抢救过程及死亡时间等	无死亡时间扣 1 分,记录不规范扣 0.5分,缺记录扣 5 分	2
		压力性 损伤记录	伤口变化或敷料使用、更改后的 Braden 评分等级和护理措施落实情况等		2
		跌倒 / 坠床 记录	记录更改后的跌倒 / 坠床评分等级和护理措施落实情况		2
			跌倒事件记录:跌倒时间、地点、患者情况和处置经过		
		导管记录	患者首次置管经过,更换敷贴、拔除导管时伤口情况,发生变化时随时记录		2
			非计划性拔管事件记录:包括意外拔管时间、地点、患者情况和处置经过		
		疼痛记录	患者疼痛情况、处置过程、药物疗效及药物不良反应等		2
		约束具 记录	包括记录开始的时间和原因、约束具型号、宣教内容,约束具解除的时间和原因		2
	其他 记录 单	血糖记录	记录完整、正确、规范		2
	护理 评估 单	入院护理 评估	填写完整、正确、规范,本班内完成	缺一处或与实际病情不相符扣 0.5 分,未按时完成扣 5 分	2
		压力性 损伤评估	评估结果与实际相符,患者入院或转入后,首次评估本班内完成,患者病情和风险因素发生变化时随时评估:Braden 评分 13~23分,每周评估 1 次;Braden 评分 ≤ 12 分,每日评估 1 次;Braden 评分 ≤ 9 分和有压力性损伤患者,每班次评估 1 次		2
		跌倒 / 坠床 评估	评估结果与实际相符,患者入院或转入后,首次评估本班内完成,高危患者每日评估 1 次,患者病情变化或跌倒风险因素发生变化时随时评估		2

项　目			评分标准	特殊 扣分说明	分值
过程	护理评估单	管道评估	高危导管每 4 小时评估 1 次,中危导管每班次评估 1 次,低危导管每日评估 1 次		2
		疼痛评估	评估结果与实际相符,首次记录本班内完成,常规每日评估 1 次,中度疼痛每班次评估,重度疼痛每 4 小时评估,中度及以上疼痛患者应落实措施,根据给药方式及时复评		2
		营养风险评估	评估结果与实际相符,患者入院或转入后,首次评估本班内完成,手术、病情变化时动态评估,每周复评 1 次		2
		日常生活能力评估	评估结果与实际相符,患者入院或转入后,首次评估本班内完成,患者生活能力和等级护理发生改变时,随时评估		2
	告知书	入院告知	告知书日期、时间、患者和护士签名无遗漏		2
		压力性损伤告知	Braden 评分≤ 12 分的患者签署知情告知书,告知书日期、时间、患者和护士签名无遗漏		2
		跌倒 / 坠床告知	告知书日期、时间、患者和护士签名无遗漏		2
	知情同意书	护理有创操作知情同意书	深静脉置管、PICC 置管等有创操作知情告知同意书无缺项		2
	健康宣教单	宣教记录	宣教内容:入院宣教、高危因素、特殊检查 / 治疗、特殊药物使用、康复、出院宣教等 效果评价:体现动态性,对未掌握患者应进行再宣教、再评估		2
	护理计划单	护理诊断	护理诊断符合患者实际病情,按轻重缓急确定先后顺序		2
		护理措施	护理目标设定具有可行性,并能根据病情及时调整,针对护理目标制订护理措施,符合实际,措施明确、全面,及时评价效果		2
	护理会诊单	护理会诊	护理会诊单填写规范完整,护理记录中体现会诊意见		2

续 表

项 目			评分标准	特 殊 扣分说明	分值
过程	书写要求	基本要求	医学术语:使用正确		5
			排序:正确		
			页码:标示准确		
			纸质版护理记录:使用蓝黑墨水或碳素墨水填写,记录首起空两格		
			护士签名:注册护士签名,字迹清楚,实习或试用期人员书写记录须注册护士审核,并双签名		
			病历首页:质控护士、责任护士填写完整		
		数据客观	日期、时间记录正确		3
			数据评估准确,记录及时,保持单位一致性		
			有生命体征监测医嘱,按医嘱要求记录		
			护理记录内容和关键时间点与医疗记录一致	一处不一致扣 5 分	
			监测时间及内容符合患者实际病情		
		表单完整	知情告知同意书、转科/手术/介入/外出检查、患者交接记录单等信息准确、完整		2
		修改规范	错处修改:用双划线划除,在其旁修正(补),有修正(补)者签名和时间		2
			不得采用刮、粘、涂等方法掩盖或去除原有字迹	一处粘贴、涂改扣 2 分,重要部位扣 5 分,可累计超扣	
	质控要求		护理文书书写规范与考核标准科内培训频率≥1 次/年,并记录		2
结果	评价指标		护理病历质量评分≥95 分		—

备注说明 1. 内科常规选择住院 7 天以上且有讨论的病历;2. 外科常规选择有三类、四类手术的病历;3. 死亡病历被列为必查病历。

扣分说明 记录不符合规范或缺项扣 0.5 分,其他详见上述特殊扣分说明。

特殊护理单元

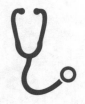

22 手术部管理质量评价标准

· 手术部管理质量检查思维导图 ·

* 有手术部的护理工作制度

* 有手术安全核查管理制度

* 有手术部位标识制度

* 有手术交接转运管理制度

* 有手术物品清点管理制度

* 有手术标本管理制度

* 有预防术中意外伤害的安全规范

* 有术中突发事件的应急处置预案与流程

* 手术部护士与手术床/台之比至少达到3∶1

* 手术部护士须专科培训与考核合格后,方能独立上岗

（管理制度）／（人员配备）—— 结构

* 布局合理,标识醒目,限制区、半限制区、非限制区划分明确,符合医院感染管理要求

* 洁净手术室温度控制在22~25℃,相对湿度40%~60%

* 气体及仪器定位、分类放置,标识醒目,管理规范

* 安全保管和使用易燃、易爆设施,确保消防安全,紧急疏散通道畅通,无物品堆放,符合消防通道需求

（环境管理）

* 护士确认手术患者信息与携带物品、药品,并记录

* 患者转运前有患者病情评估,按风险级别规范转运

（转运交接）—— 过程

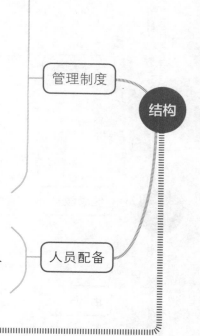

转运交接

* 转运途中注意患者隐私保护、保暖,必要时使用保护性约束具

* 与麻醉复苏室/重症医学科/普通病房护士做好患者目前病情、药品、资料及物品交接,并记录

* 转运交接单记录及时、完整、规范

* 转运被服、床单一人一换

安全核查

* 手术患者正确佩戴腕带

* 患者身份核对正确,至少使用两种身份识别方式

* 手术侧或部位有统一规范的标识,如双侧、多重结构、多节段、多平面部位等

* 患者麻醉前、手术开始前、离开手术间前,正确执行三方手术安全核查(手术医师、麻醉医师、巡回护士同时在场),及时做好记录,并签名

健康教育

* 向患者和/或陪护人员告知手术配合事项与麻醉方式,直至患者和/或陪护人员能复述要点

过程

用药安全

* 核对手术用药医嘱、皮试结果与药物,确认无误后,方可执行

* 术前(划皮前)30min 执行抗菌药物使用的医嘱,并记录

* 手术台上的备药有醒目标识,用药经洗手护士、巡回护士与手术医师三方核对后,方可执行

护理工作质量

* 了解患者心理状况,给予有效心理支持

* 注意患者隐私保护、保暖

* 妥善摆放手术体位,充分暴露手术视野,避免神经牵拉、损伤

* 采取局部保护措施,避免术中发生压力性损伤

* 采取适当保暖措施,如预先加热、体表保暖、内部加温等,防止术中体温低于 36℃

* 手术开始前、关闭体腔前后、缝皮前,双人清点手术器械、辅料、缝针等,并即时记录

过程

护理工作质量

* 娴熟配合手术,熟悉手术步骤,正确传递器械

* 正确执行术中无菌操作与无菌技术

* 规范管理手术台,妥善放置标本与药品

* 定时巡视,即时、正确书写手术护理等相关记录单

* 保持静脉输液畅通,无液体渗出或外渗

* 手术结束后,整理患者衣裤,保持皮肤洁净,妥善固定引流管,按风险级别规范转运患者至麻醉复苏室 / 重症医学科 / 普通病房

* 手术后进行器械预清洗、污物处理、环境清洁及仪器、设备清洁、整理,记录正确

标本送检

* 即刻核对原则:标本产生后,洗手护士立即与主刀医师核对标本来源

* 即刻记录原则:标本取出且核对无误后,即刻记录标本的来源、名称与数量

* 及时处理原则:标本产生后,尽快送冰冻切片或固定,上锁存放,每班次有交接

* 标本送检、接收均由双人核对,并有签名,标本接收可追溯

* 有福尔马林运送、使用、溢出的安全措施

耗材管理

* 无菌耗材存放标识清晰,按有效期依次存放,遵循先进先出的原则

* 高值耗材有医院统一验收标识,专人、专柜上锁管理,定期检查,并有出入库记录

* 植入物使用须填写植入物使用记录单,医护双方确认后签字,记录单留存于病历、手术部和采购中心,信息可追溯

* 使用高值耗材均有知情告知同意书及使用登记

* 耗材采用信息化管理,入库、保存、使用、出库可追溯

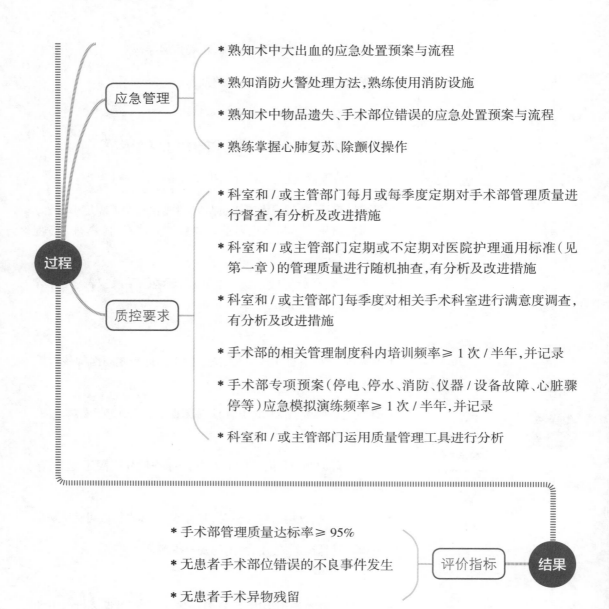

应急管理
* 熟知术中大出血的应急处置预案与流程
* 熟知消防火警处理方法,熟练使用消防设施
* 熟知术中物品遗失、手术部位错误的应急处置预案与流程
* 熟练掌握心肺复苏、除颤仪操作

过程

质控要求
* 科室和 / 或主管部门每月或每季度定期对手术部管理质量进行督查,有分析及改进措施
* 科室和 / 或主管部门定期或不定期对医院护理通用标准(见第一章)的管理质量进行随机抽查,有分析及改进措施
* 科室和 / 或主管部门每季度对相关手术科室进行满意度调查,有分析及改进措施
* 手术部的相关管理制度科内培训频率≥ 1 次 / 半年,并记录
* 手术部专项预案(停电、停水、消防、仪器 / 设备故障、心脏骤停等)应急模拟演练频率≥ 1 次 / 半年,并记录
* 科室和 / 或主管部门运用质量管理工具进行分析

结果

评价指标
* 手术部管理质量达标率≥ 95%
* 无患者手术部位错误的不良事件发生
* 无患者手术异物残留

· 手术部管理质量评价标准 ·

项	目	质量评价标准	稽查数	完全符合	部分符合	不符合	不适用	备注
结构	管理制度	有手术部的护理工作制度						
		有手术安全核查管理制度						
		有手术部位标识制度						
		有手术交接转运管理制度						
		有手术物品清点管理制度						
		有手术标本管理制度						
		有预防术中意外伤害的安全规范						
		有术中突发事件的应急处置预案与流程						
	人员配备	手术部护士与手术床/台之比至少达到3∶1						
		手术部护士须专科培训与考核合格后，方能独立上岗						
过程	环境管理	布局合理,标识醒目,限制区、半限制区、非限制区划分明确,符合医院感染管理要求						
		洁净手术室温度控制在22~25℃,相对湿度40%~60%						
		气体及仪器定位、分类放置,标识醒目,管理规范						
		安全保管和使用易燃、易爆设施,确保消防安全,紧急疏散通道畅通,无物品堆放,符合消防通道需求						
	转运交接	护士确认手术患者信息与携带物品、药品,并记录						
		患者转运前有患者病情评估,按风险级别规范转运						
		转运途中注意患者隐私保护、保暖,必要时使用保护性约束具						
		与麻醉复苏室/重症医学科/普通病房护士做好患者目前病情、药品、资料及物品交接,并记录						
		转运交接单记录及时、完整、规范						

第三部分

项　目		质量评价标准	稽查数	完全符合	部分符合	不符合	不适用	备注
过程	转运交接	转运被服、床单一人一换						
	安全核查	手术患者正确佩戴腕带						
		患者身份核对正确,至少使用两种身份识别方式						
		手术侧或部位有统一规范的标识,如双侧、多重结构、多节段、多平面部位等						
		患者麻醉前、手术开始前、离开手术间前,正确执行三方手术安全核查(手术医师、麻醉医师、巡回护士同时在场),及时做好记录,并签名						
	健康教育	向患者和/或陪护人员告知手术配合事项与麻醉方式,直至患者和/或陪护人员能复述要点						
	用药安全	核对手术用药医嘱、皮试结果与药物,确认无误后,方可执行						
		术前(划皮前)30min 执行抗菌药物使用的医嘱,并记录						
		手术台上的备药有醒目标识,用药经洗手护士、巡回护士与手术医师三方核对后,方可执行						
	护理工作质量	了解患者心理状况,给予有效心理支持						
		注意患者隐私保护、保暖						
		妥善摆放手术体位,充分暴露手术视野,避免神经牵拉、损伤						
		采取局部保护措施,避免术中发生压力性损伤						
		采取适当保暖措施,如预先加热、体表保暖、内部加温等,防止术中体温低于 36℃						
		手术开始前、关闭体腔前后、缝皮前,双人清点手术器械、辅料、缝针等,并即时记录						

项　目		质量评价标准	稽查数	完全符合	部分符合	不符合	不适用	备注
过程	护理工作质量	娴熟配合手术,熟悉手术步骤,正确传递器械						
		正确执行术中无菌操作与无菌技术						
		规范管理手术台,妥善放置标本与药品						
		定时巡视,即时、正确书写手术护理等相关记录单						
		保持静脉输液畅通,无液体渗出或外渗						
		手术结束后,整理患者衣裤,保持皮肤洁净,妥善固定引流管,按风险级别规范转运患者至麻醉复苏室/重症医学科/普通病房						
		手术后进行器械预清洗、污物处理、环境清洁及仪器、设备清洁、整理,记录正确						
	标本送检	即刻核对原则:标本产生后,洗手护士立即与主刀医师核对标本来源						
		即刻记录原则:标本取出且核对无误后,即刻记录标本的来源、名称与数量						
		及时处理原则:标本产生后,尽快送冰冻切片或固定,上锁存放,每班次有交接						
		标本送检、接收均由双人核对,并有签名,标本接收可追溯						
		有福尔马林运送、使用、溢出的安全措施						
	耗材管理	无菌耗材存放标识清晰,按有效期依次存放,遵循先进先出的原则						
		高值耗材有医院统一验收标识,专人、专柜上锁管理,定期检查,并有出入库记录						
		植入物使用须填写植入物使用记录单,医护双方确认后签字,记录单留存于病历、手术部和采购中心,信息可追溯						
		使用高值耗材均有知情告知同意书及使用登记						

项 目		质量评价标准	稽查数	完全符合	部分符合	不符合	不适用	备注
过程	耗材管理	耗材采用信息化管理,入库、保存、使用、出库可追溯						
	应急管理	熟知术中大出血的应急处置预案与流程						
		熟知消防火警处理方法,熟练使用消防设施						
		熟知术中物品遗失、手术部位错误的应急处置预案与流程						
		熟练掌握心肺复苏、除颤仪操作						
	质控要求	科室和/或主管部门每月或每季度定期对手术部管理质量进行督查,有分析及改进措施						
		科室和/或主管部门定期或不定期对医院护理通用标准(见第一章)的管理质量进行随机抽查,有分析及改进措施						
		科室和/或主管部门每季度对相关手术科室进行满意度调查,有分析及改进措施						
		手术部的相关管理制度科内培训频率≥1次/半年,并记录						
		手术部专项预案(停电、停水、消防、仪器/设备故障、心脏骤停等)应急模拟演练频率≥1次/半年,并记录						
		科室和/或主管部门运用质量管理工具进行分析						
结果	评价指标	手术部管理质量达标率≥95%	达标率:					
		无患者手术部位错误的不良事件发生	是/否		合格/不合格			
		无患者手术异物残留	是/否					

23 | 手术部医院感染管理质量评价标准

·手术部医院感染管理质量检查思维导图·

* 有手术部的医院感染预防与控制管理制度

* 有手术部医院感染暴发的应急处置预案与
流程 —— 管理制度 ···· 结构

布局要求
* 工作人员通道、患者通道,物流做到洁、污分开(无菌器械或敷
料专用通道运送,使用后的器械或敷料放置于密闭容器内经
污物通道运送),流向合理

* 洗手池有防溅设施,管道不裸露,池壁光滑,每日清洁、消毒

分区管理
* 限制区、半限制区、非限制区划分明确,标识醒目,符合医院感
染管理要求

* 地面保持清洁、干燥,无污垢、碎屑等

* 同一手术间先安排清洁手术,再安排污染手术

过程

* 手术区域清洁顺序遵循由上而下、周围区到中心区、清洁区到
污染区的原则

* 消毒剂现用现配,高风险区域如手术间、污物间被污染时,使
用高水平消毒剂

* 手术间保持整洁,术前擦拭手术床、仪器等物体表面(1 次 / 日)

环境管理
* 接台手术之间,对手术台及周边 1~1.5m 范围进行清洁、消毒

* 每日手术结束后,对所有物体表面进行终末清洁、消毒,2m 以
上的墙面、天花板除外

* 手术区所有区域内的物表、墙面和地面进行彻底清洁、消毒(1
次 / 周)

环境管理
* 清洁手术区回风口过滤网及格栅（1次/周），表面无尘絮
* 术中手术门处于闭合状态
* 对于10mL以下的溅污，先清洁后消毒或使用消毒湿巾直接擦拭；对于10mL及以上的溅污，先采用吸附材料覆盖，并消毒、清除后，再实施清洁、消毒措施

设备器械管理
* 进入手术室的推车、医疗用品、设备应保持清洁
* 仪器、设备使用后，及时清洁、消毒（1次/周），并记录
* 使用后的手术器械，做好预处理，密闭运送至供应室
* 必要时使用快速消毒锅，应做好登记与追踪

感染手术管理
* 隔离患者手术在手术通知单上注明感染诊断及隔离类型，手术间外悬挂隔离标识，急诊手术患者按感染手术处理
* 施行感染手术的手术间，按隔离要求进行终末清洁、消毒
* 根据疾病传播途径，做好空气、飞沫、接触隔离

过程

物品储存管理
* 无菌物品与非无菌物品分区存放
* 储存室物品放置符合要求，距离天花板≥50cm，距离地面≥20cm，距离墙面≥5cm
* 储存柜内无菌物品在有效期内，按灭菌日期依次存放，遵循先进先出的原则
* 无菌包整洁、干燥、无破损，无菌包外贴有物品名称、有效期，并有签名
* 无菌包外贴有化学指示胶带，无菌包内有化学指示卡
* 进入储存室的物品，应去除外包装箱

人员管理
* 进入手术部人员须更换手术衣、裤、专用鞋，戴一次性帽子、口罩，临时外出时，须更换外出工作服和鞋子
* 严格控制手术间参观人数，每间≤3名，观摩人员与术者距离≥30cm，不得随意出入其他手术间

人员管理
- *外来手术器械人员经过培训并考核后,方能进入手术室,不得刷手上台,不得参与各项无菌技术操作

无菌操作原则
- *严格执行无菌操作原则,掌握手术部位感染的预防措施
- *进入无菌组织的物品应一人一用一灭菌,一次性物品不得重复使用
- *无菌包、药物开启后,注明开启日期、时间,在有效期内使用
- *对术中疑似污染的辅料、器械、区域,做好污染处理

手卫生管理
- *外科手消毒步骤正确,洗手前摘除手部饰物,指甲长度不超过指尖,指甲下无污垢
- *手卫生设施完善,手术间放置有效期内的速干手消毒液
- *接台手术、手套破损或手被污染时,重新进行外科手消毒

过程

医疗废弃物管理
- *有门禁系统或上锁管理
- *医疗废弃物分类收集、运送、暂存、交接等环节符合相关法规要求,登记资料保存时间 ≥ 3 年
- *医用垃圾袋袋口扎紧后,贴科室、医疗废弃物类别、日期,并签名,存放时间 ≤ 48h
- *疑似传染病或传染病患者、多重耐药菌患者的医疗废弃物放置于双层黄色医用垃圾袋内,袋口扎紧
- *感染性废弃物、损伤性废弃物放置不超过医用垃圾袋或锐器盒的 3/4
- *对医用垃圾袋、锐器盒使用有效的封口方式
- *脏污织物存放于蓝色织物袋,感染性织物存放于橘黄色织物袋,特殊感染织物存放于一次性水溶织物袋,袋口扎紧后运送

职业防护
- *熟知标准预防的概念和措施
- *熟知职业暴露发生后处置预案与流程

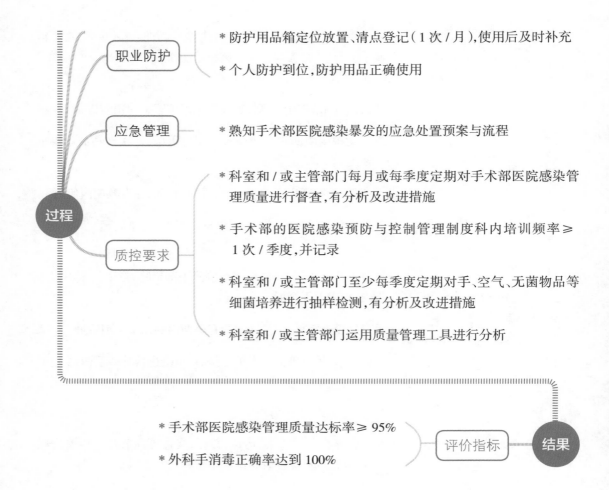

职业防护
* 防护用品箱定位放置、清点登记(1次/月),使用后及时补充
* 个人防护到位,防护用品正确使用

应急管理
* 熟知手术部医院感染暴发的应急处置预案与流程

过程

质控要求
* 科室和/或主管部门每月或每季度定期对手术部医院感染管理质量进行督查,有分析及改进措施
* 手术部的医院感染预防与控制管理制度科内培训频率≥1次/季度,并记录
* 科室和/或主管部门至少每季度定期对手、空气、无菌物品等细菌培养进行抽样检测,有分析及改进措施
* 科室和/或主管部门运用质量管理工具进行分析

* 手术部医院感染管理质量达标率≥95%
* 外科手消毒正确率达到100%

评价指标

结果

· 手术部医院感染管理质量评价标准 ·

项 目		质量评价标准	稽查数	完全符合	部分符合	不符合	不适用	备注
结构	管理制度	有手术部的医院感染预防与控制管理制度						
		有手术部医院感染暴发的应急处置预案与流程						
过程	布局要求	工作人员通道、患者通道,物流做到洁、污分开(无菌器械或敷料专用通道运送,使用后的器械或敷料放置于密闭容器内经污物通道运送),流向合理						
		洗手池有防溅设施,管道不裸露,池壁光滑,每日清洁、消毒						
	分区管理	限制区、半限制区、非限制区划分明确,标识醒目,符合医院感染管理要求						
		地面保持清洁、干燥,无污垢、碎屑等						
		同一手术间先安排清洁手术,再安排污染手术						
	环境管理	手术区域清洁顺序遵循由上而下、周围区到中心区、清洁区到污染区的原则						
		消毒剂现用现配,高风险区域如手术间、污物间被污染时,使用高水平消毒剂						
		手术间保持整洁,术前擦拭手术床、仪器等物体表面(1次/日)						
		接台手术之间,对手术台及周边1~1.5m范围进行清洁、消毒						
		每日手术结束后,对所有物体表面进行终末清洁、消毒,2m以上的墙面、天花板除外						
		手术区所有区域内的物表、墙面和地面进行彻底清洁、消毒(1次/周)						
		清洁手术区回风口过滤网及格栅(1次/周),表面无尘絮						

项　目		质量评价标准	稽查数	完全符合	部分符合	不符合	不适用	备注
过程	环境管理	术中手术门处于闭合状态						
		对于 10mL 以下的溅污,先清洁后消毒或使用消毒湿巾直接擦拭;对于 10mL 及以上的溅污,先采用吸附材料覆盖,并消毒、清除后,再实施清洁、消毒措施						
	设备器械管理	进入手术室的推车、医疗用品、设备应保持清洁						
		仪器、设备使用后,及时清洁、消毒(1 次/周),并记录						
		使用后的手术器械,做好预处理,密闭运送至供应室						
		必要时使用快速消毒锅,应做好登记与追踪						
	感染手术管理	隔离患者手术在手术通知单上注明感染诊断及隔离类型,手术间外悬挂隔离标识,急诊手术患者按感染手术处理						
		施行感染手术的手术间,按隔离要求进行终末清洁、消毒						
		根据疾病传播途径,做好空气、飞沫、接触隔离						
	物品储存管理	无菌物品与非无菌物品分区存放						
		储存室物品放置符合要求,距离天花板 ≥ 50cm,距离地面 ≥ 20cm,距离墙面 ≥ 5cm						
		储存柜内无菌物品在有效期内,按灭菌日期依次存放,遵循先进先出的原则						
		无菌包整洁、干燥、无破损,无菌包外贴有物品名称、有效期,并有签名						
		无菌包外贴有化学指示胶带,无菌包内有化学指示卡						
		进入储存室的物品,应去除外包装箱						
	人员管理	进入手术部人员须更换手术衣、裤、专用鞋,戴一次性帽子、口罩,临时外出时,须更换外出工作服和鞋子						

续　表

项目		质量评价标准	稽查数	完全符合	部分符合	不符合	不适用	备注
过程	人员管理	严格控制手术间参观人数,每间≤3名,观摩人员与术者距离≥30cm,不得随意出入其他手术间						
		外来手术器械人员经过培训并考核后,方能进入手术室,不得刷手上台,不得参与各项无菌技术操作						
	无菌操作原则	严格执行无菌操作原则,掌握手术部位感染的预防措施						
		进入无菌组织的物品应一人一用一灭菌,一次性物品不得重复使用						
		无菌包、药物开启后,注明开启日期、时间,在有效期内使用						
		对术中疑似污染的辅料、器械、区域,做好污染处理						
	手卫生管理	外科手消毒步骤正确,洗手前摘除手部饰物,指甲长度不超过指尖,指甲下无污垢						
		手卫生设施完善,手术间放置有效期内的速干手消毒液						
		接台手术、手套破损或手被污染时,重新进行外科手消毒						
	医疗废弃物管理	有门禁系统或上锁管理						
		医疗废弃物分类收集、运送、暂存、交接等环节符合相关法规要求,登记资料保存时间≥3年						
		医用垃圾袋袋口扎紧后,贴科室、医疗废弃物类别、日期,并签名,存放时间≤48h						
		疑似传染病或传染病患者、多重耐药菌患者的医疗废弃物放置于双层黄色医用垃圾袋内,袋口扎紧						
		感染性废弃物、损伤性废弃物放置不超过医用垃圾袋或锐器盒的3/4						
		对医用垃圾袋、锐器盒使用有效的封口方式						

第三部分

项 目		质量评价标准	稽查数	完全符合	部分符合	不符合	不适用	备注
过程	医疗废弃物管理	脏污织物存放于蓝色织物袋,感染性织物存放于橘黄色织物袋,特殊感染织物存放于一次性水溶织物袋,袋口扎紧后运送						
	职业防护	熟知标准预防的概念和措施						
		熟知职业暴露发生后处置预案与流程						
		防护用品箱定位放置、清点登记(1次/月),使用后及时补充						
		个人防护到位,防护用品正确使用						
	应急管理	熟知手术部医院感染暴发的应急处置预案与流程						
	质控要求	科室和/或主管部门每月或每季度定期对手术部医院感染管理质量进行督查,有分析及改进措施						
		手术部的医院感染预防与控制管理制度科内培训频率≥1次/季度,并记录						
		科室和/或主管部门至少每季度定期对手、空气、无菌物品等细菌培养进行抽样检测,有分析及改进措施						
		科室和/或主管部门运用质量管理工具进行分析						
结果	评价指标	手术部医院感染管理质量达标率≥95%	达标率:			合格/不合格		
		外科手消毒正确率达到100%	是/否					

24 | 产房管理质量评价标准

· 产房管理质量检查思维导图 ·

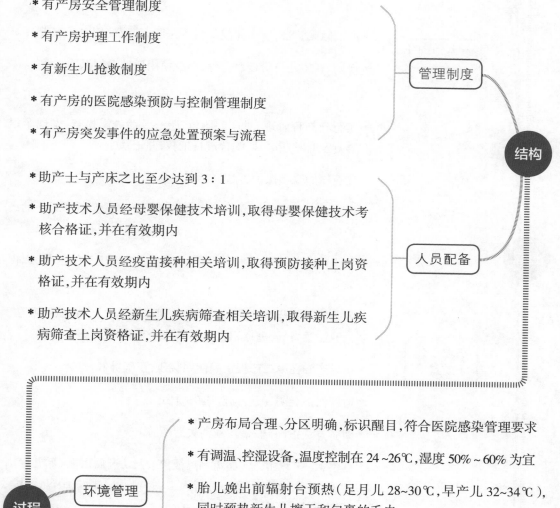

* 有产房安全管理制度

* 有产房护理工作制度

* 有新生儿抢救制度

* 有产房的医院感染预防与控制管理制度

* 有产房突发事件的应急处置预案与流程

管理制度

* 助产士与产床之比至少达到 3:1

* 助产技术人员经母婴保健技术培训,取得母婴保健技术考核合格证,并在有效期内

* 助产技术人员经疫苗接种相关培训,取得预防接种上岗资格证,并在有效期内

* 助产技术人员经新生儿疾病筛查相关培训,取得新生儿疾病筛查上岗资格证,并在有效期内

人员配备

结构

过程

环境管理

* 产房布局合理、分区明确,标识醒目,符合医院感染管理要求

* 有调温、控湿设备,温度控制在 24~26℃,湿度 50%~60% 为宜

* 胎儿娩出前辐射台预热(足月儿 28~30℃,早产儿 32~34℃),同时预热新生儿擦干和包裹的毛巾

* 紧急疏散通道畅通,无物品堆放,符合消防通道要求,配备灭火装置,确保消防安全

转运交接

* 入分娩室交接时,确认产妇身份、基本信息、孕产次、胎心率、宫口大小、先露部、胎膜、羊水等,携带物品、药品,并记录

转运交接

* 出分娩室交接时,确认母婴身份与病历、腕带信息相符,产妇目前病情、分娩情况,新生儿出生情况、性别、体重、出生时间等,并记录

* 产妇及新生儿安全转运,注意产妇隐私保护、保暖

* 母婴交接单记录及时、完整、规范

身份识别

* 产妇佩戴腕带,新生儿佩戴两条腕带(建议使用电子腕带)

* 产妇、新生儿身份核对正确,至少使用两种身份识别方式

过程

护理工作质量

* 实行新产程管理,对产妇胎位、胎心及胎先露检查,发现产程异常及时呼叫医师,配合进行抢救,并记录

* 注意产妇隐私保护、保暖

* 提供全产程连续性支持护理,进入活跃期后,实行一对一助产护理

* 加强体位管理,鼓励自由体位分娩,提供相应支持工具,以保证安全

* 鼓励使用非药物方法,如陪伴、心理支持技术、Lamaza呼吸法、分散注意力等,进行相应指导,减轻产妇分娩疼痛

* 指导产妇在第二产程正确使用腹压,正确屏气

* 适度保护会阴,减轻盆底肌肉损伤

* 断脐方法正确(脐带搏动消失后断脐)

* 观察第三产程情况(胎盘剥离征象),预防产后出血(胎儿娩出30min或出血多于250mL行人工剥离胎盘),检查胎盘、胎膜、产道情况,并记录

* 分娩过程正确执行器械、物品清点,并记录

* 产后观察2h,每15~30分钟观察产妇生命体征、宫缩等情况,使用积血器测量产后出血,并记录

* 正确进行新生儿Apgar评分,判断窒息,及时复苏,并记录

护理工作
质量

* 开展新生儿早吸吮（30min 内），指导母乳喂养

* 有效落实产后回访，做好疼痛管理与预防产后尿潴留，并记录

健康教育

* 向产妇和 / 或陪护人员告知产后注意事项，直至产妇和 / 或陪护人员能复述要点

* 向产妇和 / 或陪护人员宣传母乳喂养注意事项，直至产妇和 / 或陪护人员能复述要点

用药安全

* 有控制给药速度的设备，催产素给药速度准确，专人负责观察，并记录

护理记录

* 待产、产前、产时、产后，新生婴儿记录单记录正确、规范、完整

过程

胎盘死婴
管理

* 产妇放弃胎盘，由产妇、助产士双签名后，使用 2000mg/L 含氯消毒液浸泡，并将胎盘放置于黄色医用垃圾袋内，由医院统一处理

* 产妇自行带回胎盘，须产妇、助产士双签名后，由家属尽快带离病室

* 对死婴进行检查、称重，完整记录，家属签名后，电话通知太平间（产妇或家属同意尸检，将死婴放置于专用冰柜）

新生儿疾病
筛查

* 做好新生儿疾病筛查知情告知工作

* 遗传代谢疾病筛查标本采集、保存方法（自然晾干装入塑料袋，放于 4℃ 医用冷藏冰箱保存）正确，送检无遗漏，信息记录完整

* 发放听力筛查报告单，异常者告知复查时间及地点，信息记录完整

疫苗接种
管理

* 疫苗应保存在 2~8℃ 医用冷藏冰箱里，标识清晰，账物相符，专人管理

疫苗接种管理

* 疫苗现用现取,在室温下保存 ≤ 30min

* 疫苗接种前签署知情告知同意书,接种后观察 30min,并做好接种记录

* 卡介苗安瓿及其注射针头使用消毒液浸泡 30min 后再处置

医院感染管理

* 手卫生设施齐全,手术人员正确执行外科手消毒,正确率达到 100%

* 进入产房人员均须更换专用工作服、专用鞋,戴一次性帽子、口罩,临时外出时,须更换外出工作服和鞋子

* 严格执行标准预防,分娩过程中,严格执行无菌技术原则

* 传染病患者或疑似传染病患者安置于单人隔离产房

* 分娩前 30min 开启空气消毒机(1 次 / 日),持续分娩后 30min 关闭,消毒机过滤网清洗(1 次 / 月),并记录

* 产房地面、物表进行清洁、消毒(1 次 / 日),所有区域内的物表、墙面和地面进行彻底清洁、消毒(1 次 / 周),消毒液配制有检测记录

* 仪器、设备保持清洁,使用消毒湿巾或 500mg/L 含氯消毒液擦拭(1 次 / 周),高频接触物体表面(1 次 / 日),每人次使用后终末消毒,含氯消毒液擦拭后 30min 用清水擦拭

* 分娩后擦拭地面及产床周围的物表,接台手术地面、每台物表进行清洁、消毒

过程

应急管理

* 熟知孕产妇子痫、羊水栓塞的应急处置预案与流程

* 熟知产后大出血的应急处置预案与流程

* 熟知新生儿窒息的应急处置预案与流程

* 熟练掌握心肺复苏、除颤仪操作

质控要求

* 科室和 / 或主管部门每月或每季度定期对产房管理质量进行督查,有分析及改进措施

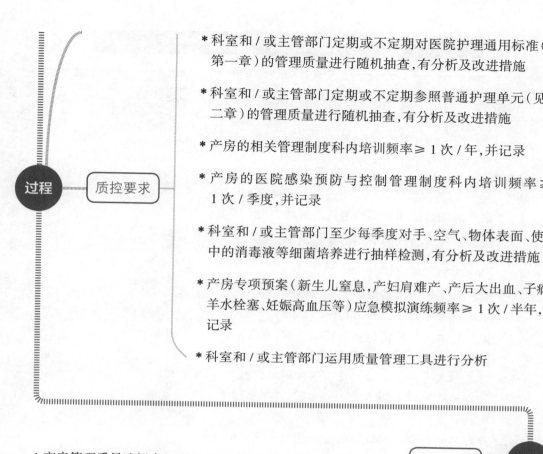

过程 — 质控要求

* 科室和 / 或主管部门定期或不定期对医院护理通用标准（见第一章）的管理质量进行随机抽查，有分析及改进措施

* 科室和 / 或主管部门定期或不定期参照普通护理单元（见第二章）的管理质量进行随机抽查，有分析及改进措施

* 产房的相关管理制度科内培训频率 ≥ 1 次 / 年，并记录

* 产房的医院感染预防与控制管理制度科内培训频率 ≥ 1 次 / 季度，并记录

* 科室和 / 或主管部门至少每季度对手、空气、物体表面、使用中的消毒液等细菌培养进行抽样检测，有分析及改进措施

* 产房专项预案（新生儿窒息，产妇肩难产、产后大出血、子痫、羊水栓塞、妊娠高血压等）应急模拟演练频率 ≥ 1 次 / 半年，并记录

* 科室和 / 或主管部门运用质量管理工具进行分析

* 产房管理质量达标率 ≥ 95% —— 评价指标 — 结果

第三部分

· 产房管理质量评价标准 ·

项目		质量评价标准	稽查数	完全符合	部分符合	不符合	不适用	备注
结构	管理制度	有产房安全管理制度						
		有产房护理工作制度						
		有新生儿抢救制度						
		有产房的医院感染预防与控制管理制度						
		有产房突发事件的应急处置预案与流程						
	人员配备	助产士与产床之比至少达到 3∶1						
		助产技术人员经母婴保健技术培训,取得母婴保健技术考核合格证,并在有效期内						
		助产技术人员经疫苗接种相关培训,取得预防接种上岗资格证,并在有效期内						
		助产技术人员经新生儿疾病筛查相关培训,取得新生儿疾病筛查上岗资格证,并在有效期内						
过程	环境管理	产房布局合理、分区明确,标识醒目,符合医院感染管理要求						
		有调温、控湿设备,温度控制在 24~26℃,湿度 50%~60% 为宜						
		胎儿娩出前辐射台预热(足月儿 28~30℃,早产儿 32~34℃),同时预热新生儿擦干和包裹的毛巾						
		紧急疏散通道畅通,无物品堆放,符合消防通道要求,配备灭火装置,确保消防安全						
	转运交接	入分娩室交接时,确认产妇身份、基本信息、孕产次、胎心率、宫口大小、先露部、胎膜、羊水等,携带物品、药品,并记录						
		出分娩室交接时,确认母婴身份与病历、腕带信息相符,产妇目前病情、分娩情况、新生儿出生情况、性别、体重、出生时间等,并记录						
		产妇及新生儿安全转运,注意产妇隐私保护、保暖						
		母婴交接单记录及时、完整、规范						

续　表

项　目		质量评价标准	稽查数	完全符合	部分符合	不符合	不适用	备注
过程	身份识别	产妇佩戴腕带,新生儿佩戴两条腕带(建议使用电子腕带)						
		产妇、新生儿身份核对正确,至少使用两种身份识别方式						
	护理工作质量	实行新产程管理,对产妇胎位、胎心及胎先露检查,发现产程异常及时呼叫医师,配合进行抢救,并记录						
		注意产妇隐私保护、保暖						
		提供全产程连续性支持护理,进入活跃期后,实行一对一助产护理						
		加强体位管理,鼓励自由体位分娩,提供相应支持工具,以保证安全						
		鼓励使用非药物方法,如陪伴、心理支持技术、Lamaza呼吸法、分散注意力等,进行相应指导,减轻产妇分娩疼痛						
		指导产妇在第二产程正确使用腹压,正确屏气						
		适度保护会阴,减轻盆底肌肉损伤						
		断脐方法正确(脐带搏动消失后断脐)						
		观察第三产程情况(胎盘剥离征象),预防产后出血(胎儿娩出30min或出血多于250mL行人工剥离胎盘),检查胎盘、胎膜、产道情况,并记录						
		分娩过程正确执行器械、物品清点,并记录						
		产后观察2h,每15~30分钟观察产妇生命体征、宫缩等情况,使用积血器测量产后出血,并记录						
		正确进行新生儿Apgar评分,判断窒息,及时复苏,并记录						
		开展新生儿早吸吮(30min内),指导母乳喂养						

项 目		质量评价标准	稽查数	完全符合	部分符合	不符合	不适用	备注
过程	护理工作质量	有效落实产后回访,做好疼痛管理与预防产后尿潴留,并记录						
	健康教育	向产妇和/或陪护人员告知产后注意事项,直至产妇和/或陪护人员能复述要点						
		向产妇和/或陪护人员宣传母乳喂养注意事项,直至产妇和/或陪护人员能复述要点						
	用药安全	有控制给药速度的设备,催产素给药速度准确,专人负责观察,并记录						
	护理记录	待产、产前、产时、产后,新生婴儿记录单记录正确、规范、完整						
	胎盘死婴管理	产妇放弃胎盘,由产妇、助产士双签名后,使用2000mg/L含氯消毒液浸泡,并将胎盘放置于黄色医用垃圾袋内,由医院统一处理						
		产妇自行带回胎盘,须产妇、助产士双签名后,由家属尽快带离病室						
		对死婴进行检查、称重,完整记录,家属签名后,电话通知太平间(产妇或家属同意尸检,将死婴放置于专用冰柜)						
	新生儿疾病筛查	做好新生儿疾病筛查知情告知工作						
		遗传代谢疾病筛查标本采集、保存方法(自然晾干装入塑料袋,放于4℃医用冷藏冰箱保存)正确,送检无遗漏,信息记录完整						
		发放听力筛查报告单,异常者告知复查时间及地点,信息记录完整						
	疫苗接种管理	疫苗应保存在2~8℃医用冷藏冰箱里,标识清晰,账物相符,专人管理						
		疫苗现用现取,在室温下保存≤30min						
		疫苗接种前签署知情告知同意书,接种后观察30min,并做好接种记录						
		卡介苗安瓿及其注射针头使用消毒液浸泡30min后再处置						

续　表

项　目		质量评价标准	稽查数	完全符合	部分符合	不符合	不适用	备注
过程	医院感染管理	手卫生设施齐全,手术人员正确执行外科手消毒,正确率达到100%						
		进入产房人员均须更换专用工作服、专用鞋,戴一次性帽子、口罩,临时外出时,须更换外出工作服和鞋子						
		严格执行标准预防,分娩过程中,严格执行无菌技术原则						
		传染病患者或疑似传染病患者安置于单人隔离产房						
		分娩前30min开启空气消毒机(1次/日),持续分娩后30min关闭,消毒机过滤网清洗(1次/月),并记录						
		产房地面、物表进行清洁、消毒(1次/日),所有区域内的物表、墙面和地面进行彻底清洁、消毒(1次/周),消毒液配制有检测记录						
		仪器、设备保持清洁,使用消毒湿巾或500mg/L含氯消毒液擦拭(1次/周),高频接触物体表面(1次/日),每人次使用后终末消毒,含氯消毒液擦拭后30min用清水擦拭						
		分娩后擦拭地面及产床周围的物表,接台手术地面、每台物表进行清洁、消毒						
	应急管理	熟知孕产妇子痫、羊水栓塞的应急处置预案与流程						
		熟知产后大出血的应急处置预案与流程						
		熟知新生儿窒息的应急处置预案与流程						
		熟练掌握心肺复苏、除颤仪操作						
	质控要求	科室和/或主管部门每月或每季度定期对产房管理质量进行督查,有分析及改进措施						
		科室和/或主管部门定期或不定期对医院护理通用标准(见第一章)的管理质量进行随机抽查,有分析及改进措施						

续　表

项　目		质量评价标准	稽查数	完全符合	部分符合	不符合	不适用	备注
过程	质控要求	科室和／或主管部门定期或不定期参照普通护理单元(见第二章)的管理质量进行随机抽查,有分析及改进措施						
		产房的相关管理制度科内培训频率≥1次／年,并记录						
		产房的医院感染预防与控制管理制度科内培训频率≥1次／季度,并记录						
		科室和／或主管部门至少每季度对手、空气、物体表面、使用中的消毒液等细菌培养进行抽样检测,有分析及改进措施						
		产房专项预案(新生儿窒息,产妇肩难产、产后大出血、子痫、羊水栓塞、妊娠高血压等)应急模拟演练频率≥1次／半年,并记录						
		科室和／或主管部门运用质量管理工具进行分析						
结果	评价指标	产房管理质量达标率≥95%	达标率:			合格／不合格		

25 新生儿病房管理质量评价标准

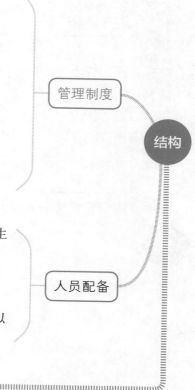

·新生儿病房管理质量检查思维导图·

* 有新生儿病房安全管理制度

* 有新生儿工作制度

* 有新生儿安全管理制度

* 有新生儿身份核对制度   **管理制度**

* 有新生儿母乳喂养管理制度

* 有新生儿病房的医院感染预防与控制管理制度

* 有新生儿病房突发事件的应急处置预案与流程

* 新生儿普通病房的护士与床位之比至少达到 0.6：1，新生
  儿监护病房的护士与床位之比达到 1.5~1.8：1

* 每名护士负责少于 6 名普通患儿或 3 名重症患儿   **人员配备**

* 护士长具备主管护师以上专业技术任职资格，具有 2 年以
  上新生儿护理工作经验

结构

* 床单元配备符合要求，每床净使用面积 ≥ 3m^2，每床间距 ≥ 1m

* 严格区分工作与休息区域，入口处设缓冲区

* 病房安静、无噪音，每日有声音、光线强度检测（推荐声音强
  度 < 60dB，光线强度为 10~600lux，夜间 < 20lux），并记录

过程 **环境管理**

* 早产儿模拟子宫内生长环境，有发展性照顾措施

* 早产儿病室温度控制在 24~26℃，足月新生儿病室温度控制在
  22~24℃，湿度 55%~65%，并记录

仪器设备
* 有新生儿防失窃设施、设备
* 备用暖箱、蓝光治疗仪定位放置,性能完好

安全转运
* 新生儿转运前,有病情风险评估,医护人员陪同,并记录

身份识别
* 新生儿佩戴两条腕带(建议使用电子腕带),至少使用两种身份识别方式
* 外出检查、外出治疗、转科、出院时,医护双方确认新生儿身份无误后,方可离开病房

安全管理
* 婴儿沐浴室有恒温水控制系统,水温保持在 38~42℃
* 根据患儿日龄、体重设定暖箱温度
* 安全用氧,避免早产儿视网膜病变(理想目标:维持动脉氧分压 50~80mmHg,或经皮氧饱和度 88%~93%,不超过 95%)
* 熟知新生儿坠床、意外滑落的防范措施,有效落实
* 熟知新生儿红臀的防范措施,有效落实
* 熟知新生儿溢奶的防范措施,有效落实
* 掌握新生儿病情,做好床旁交接

过程

喂养管理
* 做好母乳喂养宣教,鼓励送奶
* 母乳交接应检查质量,核对新生儿信息和挤奶时间,并记录
* 母乳和液态奶使用医用冷藏冰箱储存,母乳温度要求在 2~4℃,液态奶根据种类要求储存,保存时间 ≤ 24h
* 喂养前,母乳和液态奶应复温,要求在 37~40℃ 的温水中加热,时间 ≤ 15min,避免污染
* 母乳喂养率逐年递增

医院感染管理
* 传染病、多重耐药菌感染、高危的新生儿安置于单间隔离病房
* 外来人员进入病房须穿隔离衣、戴一次性帽子、口罩,执行手卫生

过程

医院感染管理

* 新生儿病房地面、物表保持清洁,污染时及时消毒(2次/日),高频接触表面、治疗台使用消毒湿巾或500mg/L含氯消毒液擦拭(2次/日),含氯消毒液擦拭后30min用清水擦拭

* 仪器、设备保持清洁,使用消毒湿巾或500mg/L含氯消毒液擦拭(1次/周),每人次使用后终末消毒,诊疗过程中发生患儿体液、血液等污染时,应随时进行污点清洁与消毒

* 母乳和液态奶使用医用冷藏冰箱储存,保持清洁,医用冷藏冰箱使用消毒湿巾或500mg/L含氯消毒液擦拭(1次/周),含氯消毒液擦拭后30min用清水擦拭

* 使用中的暖箱、蓝光治疗仪清洁(1次/日),并更换水槽水,湿化水为无菌水,一人一用一消毒,若同一个新生儿长期连续使用,擦拭消毒(1次/周),使用后终末消毒,若传染病、多重耐药菌感染的患儿使用,消毒擦拭(2次/日)

* 配奶时,应穿隔离衣,戴一次性帽子、口罩,执行手卫生

* 奶瓶、奶嘴一人一用,清洗后消毒,一次性奶瓶、奶嘴使用后按医疗废弃物处理

* 新生儿沐浴时,执行一人一袋一垫一巾一消毒

* 被服、衣物等布类物品须清洁、消毒后使用

应急管理

* 熟知新生儿窒息、失窃的应急处置预案与流程

* 熟知新生儿意外烫伤的应急处置预案与流程

* 熟练掌握新生儿心肺复苏、除颤仪操作

质控要求

* 科室和/或主管部门每月或每季度定期对新生儿病房管理质量进行督查,提出整改措施和评价效果,并记录

* 科室和/或主管部门定期或不定期对医院护理通用标准(见第一章)的管理质量进行随机抽查,有分析及改进措施

* 新生儿病房的相关管理制度科内培训频率≥1次/年,并记录

* 新生儿病房的医院感染预防与控制管理制度科内培训频率≥1次/季度,并记录

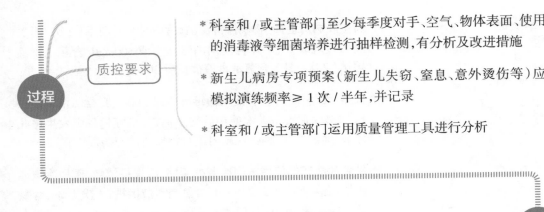

* 科室和 / 或主管部门至少每季度对手、空气、物体表面、使用中的消毒液等细菌培养进行抽样检测，有分析及改进措施

* 新生儿病房专项预案（新生儿失窃、窒息、意外烫伤等）应急模拟演练频率≥ 1 次 / 半年，并记录

* 科室和 / 或主管部门运用质量管理工具进行分析

过程

质控要求

* 新生儿病房管理质量达标率≥ 95%

评价指标

结果

· 新生儿病房管理质量评价标准 ·

项目		质量评价标准	稽查数	完全符合	部分符合	不符合	不适用	备注
结构	管理制度	有新生儿病房安全管理制度						
		有新生儿工作制度						
		有新生儿安全管理制度						
		有新生儿身份核对制度						
		有新生儿母乳喂养管理制度						
		有新生儿病房的医院感染预防与控制管理制度						
		有新生儿病房突发事件的应急处置预案与流程						
	人员配备	新生儿普通病房的护士与床位之比至少达到 0.6:1,新生儿监护病房的护士与床位之比达到 1.5~1.8:1						
		每名护士负责少于 6 名普通患儿或 3 名重症患儿						
		护士长具备主管护师以上专业技术任职资格,具有 2 年以上新生儿护理工作经验						
过程	环境管理	床单元配备符合要求,每床净使用面积≥ 3m², 每床间距≥ 1m						
		严格区分工作与休息区域,入口处设缓冲区						
		病房安静、无噪音,每日有声音、光线强度检测(推荐声音强度 < 60dB,光线强度为 10~600lux,夜间 < 20lux),并记录						
		早产儿模拟子宫内生长环境,有发展性照顾措施						
		早产儿病室温度控制在 24~26℃,足月新生儿病室温度控制在 22~24℃,湿度 55%~65%,并记录						
	仪器设备	有新生儿防失窃设施、设备						
		备用暖箱、蓝光治疗仪定位放置,性能完好						
	安全转运	新生儿转运前,有病情风险评估,医护人员陪同,并记录						

项	目	质量评价标准	稽查数	完全符合	部分符合	不符合	不适用	备注
过程	身份识别	新生儿佩戴两条腕带(建议使用电子腕带),至少使用两种身份识别方式						
		外出检查、外出治疗、转科、出院时,医护双方确认新生儿身份无误后,方可离开病房						
	安全管理	婴儿沐浴室有恒温水控制系统,水温保持在 38~42℃						
		根据患儿日龄、体重设定暖箱温度						
		安全用氧,避免早产儿视网膜病变(理想目标:维持动脉氧分压 50~80mmHg,或经皮氧饱和度 88%~93%,不超过 95%)						
		熟知新生儿坠床、意外滑落的防范措施,有效落实						
		熟知新生儿红臀的防范措施,有效落实						
		熟知新生儿溢奶的防范措施,有效落实						
		掌握新生儿病情,做好床旁交接						
	喂养管理	做好母乳喂养宣教,鼓励送奶						
		母乳交接应检查质量,核对新生儿信息和挤奶时间,并记录						
		母乳和液态奶使用医用冷藏冰箱储存,母乳温度要求在 2~4℃,液态奶根据种类要求储存,保存时间 ≤ 24h						
		喂养前,母乳和液态奶应复温,要求在 37~40℃的温水中加热,时间 ≤ 15min,避免污染						
		母乳喂养率逐年递增						
	医院感染管理	传染病、多重耐药菌感染、高危的新生儿安置于单间隔离病房						
		外来人员进入病房须穿隔离衣,戴一次性帽子、口罩,执行手卫生						

续　表

项　目		质量评价标准	稽查数	完全符合	部分符合	不符合	不适用	备注
过程	医院感染管理	新生儿病房地面、物表保持清洁,污染时及时消毒(2次/日),高频接触表面、治疗台使用消毒湿巾或500mg/L含氯消毒液擦拭(2次/日),含氯消毒液擦拭后30min用清水擦拭						
		仪器、设备保持清洁,使用消毒湿巾或500mg/L含氯消毒液擦拭(1次/周),每人次使用后终末消毒,诊疗过程中发生患儿体液、血液等污染时,应随时进行污点清洁与消毒						
		母乳和液态奶使用医用冷藏冰箱储存,保持清洁,医用冷藏冰箱使用消毒湿巾或500mg/L含氯消毒液擦拭(1次/周),含氯消毒液擦拭后30min用清水擦拭						
		使用中的暖箱、蓝光治疗仪清洁(1次/日),并更换水槽水,湿化水为无菌水,一人一用一消毒,若同一个新生儿长期连续使用,擦拭消毒(1次/周),使用后终末消毒,若传染病、多重耐药菌感染的患儿使用,消毒擦拭(2次/日)						
		配奶时,应穿隔离衣,戴一次性帽子、口罩,执行手卫生						
		奶瓶、奶嘴一人一用,清洗后消毒,一次性奶瓶、奶嘴使用后按医疗废弃物处理						
		新生儿沐浴时,执行一人一袋一垫一巾一消毒						
		被服、衣物等布类物品须清洁、消毒后使用						
	应急管理	熟知新生儿窒息、失窃的应急处置预案与流程						
		熟知新生儿意外烫伤的应急处置预案与流程						
		熟练掌握新生儿心肺复苏、除颤仪操作						
	质控要求	科室和/或主管部门每月或每季度定期对新生儿病房管理质量进行督查,提出整改措施和评价效果,并记录						

项　目		质量评价标准	稽查数	完全符合	部分符合	不符合	不适用	备注
过程	质控要求	科室和/或主管部门定期或不定期对医院护理通用标准(见第一章)的管理质量进行随机抽查,有分析及改进措施						
		新生儿病房的相关管理制度科内培训频率≥1次/年,并记录						
		新生儿病房的医院感染预防与控制管理制度科内培训频率≥1次/季度,并记录						
		科室和/或主管部门至少每季度对手、空气、物体表面、使用中的消毒液等细菌培养进行抽样检测,有分析及改进措施						
		新生儿病房专项预案(新生儿失窃、窒息、意外烫伤等)应急模拟演练频率≥1次/半年,并记录						
		科室和/或主管部门运用质量管理工具进行分析						
结果	评价指标	新生儿病房管理质量达标率≥95%	达标率:		合格/不合格			

第四部分

门诊部

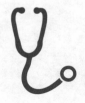

26 | 门诊预检、分诊管理质量评价标准

· 门诊预检、分诊管理质量检查思维导图 ·

* 有门诊预检、分诊的管理制度

* 有门诊跌倒 / 坠床的防范制度

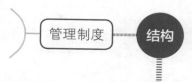

管理制度 —— 结构

环境要求

* 门诊布局合理,功能分区明确,标识正确、醒目

* 门诊大厅通道通畅,诊区、诊间的环境整洁、安全

* 分诊台、诊间、治疗室物品、仪器,如耳温计、自助血压计、打印机等放置规范,性能完好

* 按门诊区域配备抢救车、除颤仪、转运工具等,定位放置,性能完好,处于备用状态

* 便民设施,如饮水机、自助轮椅、针线包、老花镜、水笔、便签纸等,配备齐全

过程

分诊要求

* 门诊护士主动、热情,引导 35 岁及以上首诊患者自助测量血压

* 门诊患者应进行跌倒 / 坠床风险评估,高危患者有警示标识,并有效落实防范措施与宣教

* 引导门诊发热患者按传染病预检、分诊流程至发热门诊就诊,并记录

* 询问门诊发热患者流行病学史,传染病预检登记内容完整、正确、规范

诊间诊区

* 维持候诊大厅秩序,指导患者有序候诊、就诊,密切观察候诊患者的病情变化,若有异常,及时汇报医师进行处理

* 主动巡视诊间、候诊区,落实一患一室一诊,注意患者隐私保护

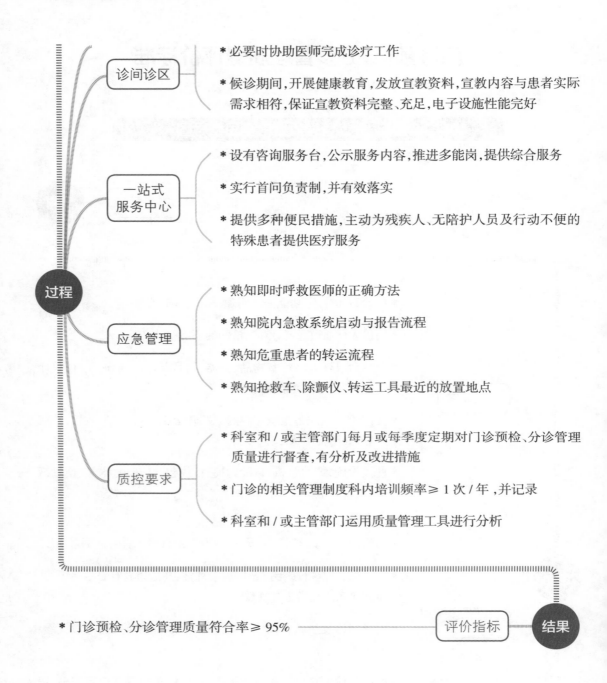

诊间诊区
* 必要时协助医师完成诊疗工作
* 候诊期间,开展健康教育,发放宣教资料,宣教内容与患者实际需求相符,保证宣教资料完整、充足,电子设施性能完好

一站式服务中心
* 设有咨询服务台,公示服务内容,推进多能岗,提供综合服务
* 实行首问负责制,并有效落实
* 提供多种便民措施,主动为残疾人、无陪护人员及行动不便的特殊患者提供医疗服务

过程

应急管理
* 熟知即时呼救医师的正确方法
* 熟知院内急救系统启动与报告流程
* 熟知危重患者的转运流程
* 熟知抢救车、除颤仪、转运工具最近的放置地点

质控要求
* 科室和 / 或主管部门每月或每季度定期对门诊预检、分诊管理质量进行督查,有分析及改进措施
* 门诊的相关管理制度科内培训频率≥ 1 次 / 年 ,并记录
* 科室和 / 或主管部门运用质量管理工具进行分析

* 门诊预检、分诊管理质量符合率≥ 95% —— 评价指标 —— 结果

· 门诊预检、分诊管理质量评价标准 ·

项	目	质量评价标准	稽查数	完全符合	部分符合	不符合	不适用	备注
结构	管理制度	有门诊预检、分诊的管理制度						
		有门诊跌倒/坠床的防范制度						
	环境要求	门诊布局合理,功能分区明确,标识正确、醒目						
		门诊大厅通道通畅,诊区、诊间的环境整洁、安全						
		分诊台、诊间、治疗室物品、仪器,如耳温计、自助血压计、打印机等放置规范,性能完好						
		按门诊区域配备抢救车、除颤仪、转运工具等,定位放置,性能完好,处于备用状态						
		便民设施,如饮水机、自助轮椅、针线包、老花镜、水笔、便签纸等,配备齐全						
过程	分诊要求	门诊护士主动、热情,引导35岁及以上首诊患者自助测量血压						
		门诊患者应进行跌倒/坠床风险评估,高危患者有警示标识,并有效落实防范措施与宣教						
		引导门诊发热患者按传染病预检、分诊流程至发热门诊就诊,并记录						
		询问门诊发热患者流行病学史,传染病预检登记内容完整、正确、规范						
	诊间诊区	维持候诊大厅秩序,指导患者有序候诊、就诊,密切观察候诊患者的病情变化,若有异常,及时汇报医师进行处理						
		主动巡视诊间、候诊区,落实一患一室一诊,注意患者隐私保护						
		必要时协助医师完成诊疗工作						
		候诊期间,开展健康教育,发放宣教资料,宣教内容与患者实际需求相符,保证宣教资料完整、充足,电子设施性能完好						

续　表

项　目			质量评价标准	稽查数	完全符合	部分符合	不符合	不适用	备注
过程	一站式服务中心		设有咨询服务台,公示服务内容,推进多能岗,提供综合服务						
			实行首问负责制,并有效落实						
			提供多种便民措施,主动为残疾人、无陪护人员及行动不便的特殊患者提供医疗服务						
	应急管理		熟知即时呼救医师的正确方法						
			熟知院内急救系统启动与报告流程						
			熟知危重患者的转运流程						
			熟知抢救车、除颤仪、转运工具最近的放置地点						
	质控要求		科室和 / 或主管部门每月或每季度定期对门诊预检、分诊管理质量进行督查,有分析及改进措施						
			门诊的相关管理制度科内培训频率≥1 次 / 年,并记录						
			科室和 / 或主管部门运用质量管理工具进行分析						
结果	评价指标		门诊预检、分诊管理质量符合率≥ 95%	达标率:			合格 / 不合格		

27 注射室管理质量评价标准

· 注射室管理质量检查思维导图 ·

* 有注射室的管理制度
* 有输液反应的应急处置预案与流程
　　　　　　　　　　　　　　　━ 管理制度 ━ 结构

环境设施
* 布局合理,分区明确,标识醒目,符合医院感染管理要求
* 环境整洁、安静、舒适、安全,通风良好
* 仪器、设备定位放置,标识醒目
* 紧急疏散通道畅通,无物品堆放,符合消防通道要求,防火门处于闭合状态

人员管理
* 护理人员提早10min接班,进行工作台、物品准备
* 进入药物配制室须穿工作服,戴一次性帽子、口罩,非工作人员不得入内

身份识别
* 患者身份核对正确,至少使用两种身份识别方式

过程

护理工作质量
* 洁净台提前1h开机,水平层流操作台提前30min开机
* 接药、配制、给药严格执行查对制度,规范使用PDA,可追溯,有疑问医嘱运用标准化沟通模式进行确认
* 正确评估患者病情,根据需要合理安排区域
* 药液抽吸剂量准确,残余量≤0.2mL
* 根据生理状态、药物使用说明书等,选择合适的输液器
* 正确选择注射部位,遵循注射操作标准

过程

护理工作质量

* 主动巡视,密切观察患者用药不良反应,及时更换输液袋,并记录

* 输液速度符合患者病情、年龄、药物使用说明书等

* 规范询问患者过敏史

* 患者皮试后需在观察区等待,密切观察病情变化

* 及时查看皮试结果,电子系统中录入并告知患者

* 需皮试药物首剂使用后观察30min,无过敏反应方可离开

* 皮试阴性结果有效时间按药品说明书规定执行

医院感染管理

* 洁净台整洁,配制结束后擦拭,一次性物品在有效期内

* 治疗车物品分层放置,上层为清洁区,下层为污染区,并配备速干手消毒剂

* 严格执行一人一针一管一巾一带

* 无明显污染时,物表、地面湿式清洁擦拭(至少2次/日);污染时,立即擦拭消毒

* 药物配制规范,开启和配制有时间及配制人员签名,时间精确到分钟,在有效期内使用(已抽吸药液、已开启静脉输入使用的无菌液体有效期≤2h,已开启、抽吸的溶媒有效期≤24h)

* 注射室定时空气消毒(2~3次/日),并记录

应急管理

* 熟知即时呼救医师的正确方法

* 熟知院内急救系统启动与报告流程

* 熟知输液反应的应急处置预案与流程

* 熟知抢救车、除颤仪、转运工具最近的放置地点

质控要求

* 科室和/或主管部门每月或每季度定期对注射室管理质量进行督查,有分析及改进措施

* 注射室的相关管理制度科内培训频率≥1次/年

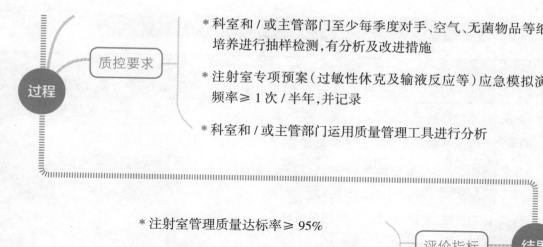

* 科室和 / 或主管部门至少每季度对手、空气、无菌物品等细菌培养进行抽样检测,有分析及改进措施

* 注射室专项预案(过敏性休克及输液反应等)应急模拟演练频率 ≥ 1 次 / 半年,并记录

* 科室和 / 或主管部门运用质量管理工具进行分析

* 注射室管理质量达标率 ≥ 95%

* 无给药错误的不良事件发生

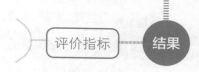

· 注射室管理质量评价标准 ·

项	目	质量评价标准	稽查数	完全符合	部分符合	不符合	不适用	备注
结构	管理制度	有注射室的管理制度						
		有输液反应的应急处置预案与流程						
过程	环境设施	布局合理,分区明确,标识醒目,符合医院感染管理要求						
		环境整洁、安静、舒适、安全,通风良好						
		仪器、设备定位放置,标识醒目						
		紧急疏散通道畅通,无物品堆放,符合消防通道要求,防火门处于闭合状态						
	人员管理	护理人员提早 10min 接班,进行工作台、物品准备						
		进入药物配制室须穿工作服,戴一次性帽子、口罩,非工作人员不得入内						
	身份识别	患者身份核对正确,至少使用两种身份识别方式						
	护理工作质量	洁净台提前 1 h 开机,水平层流操作台提前 30min 开机						
		接药、配制、给药严格执行查对制度,规范使用 PDA,可追溯,有疑问医嘱运用标准化沟通模式进行确认						
		正确评估患者病情,根据需要合理安排区域						
		药液抽吸剂量准确,残余量≤ 0.2mL						
		根据生理状态、药物使用说明书等,选择合适的输液器						
		正确选择注射部位,遵循注射操作标准						
		主动巡视,密切观察患者用药不良反应,及时更换输液袋,并记录						
		输液速度符合患者病情、年龄、药物使用说明书等						

续 表

项 目		质量评价标准	稽查数	完全符合	部分符合	不符合	不适用	备注
过程	护理工作质量	规范询问患者过敏史						
		患者皮试后需在观察区等待,密切观察病情变化						
		及时查看皮试结果,电子系统中录入并告知患者						
		需皮试药物首剂使用后观察30min,无过敏反应方可离开						
		皮试阴性结果有效时间按药品说明书规定执行						
	医院感染管理	洁净台整洁,配制结束后擦拭,一次性物品在有效期内						
		治疗车物品分层放置,上层为清洁区,下层为污染区,并配备速干手消毒剂						
		严格执行一人一针一管一巾一带						
		无明显污染时,物表、地面湿式清洁擦拭(至少2次/日);污染时,立即擦拭消毒						
		药物配制规范,开启和配制有时间及配制人员签名,时间精确到分钟,在有效期内使用(已抽吸药液、已开启静脉输入使用的无菌液体有效期≤2h,已开启、抽吸的溶媒有效期≤24h)						
		注射室定时空气消毒(2~3次/日),并记录						
	应急管理	熟知即时呼救医师的正确方法						
		熟知院内急救系统启动与报告流程						
		熟知输液反应的应急处置预案与流程						
		熟知抢救车、除颤仪、转运工具最近的放置地点						
	质控要求	科室和/或主管部门每月或每季度定期对注射室管理质量进行督查,有分析及改进措施						
		注射室的相关管理制度科内培训频率≥1次/年						
		科室和/或主管部门至少每季度对手、空气、无菌物品等细菌培养进行抽样检测,有分析及改进措施						

项　目		质量评价标准	稽查数	完全符合	部分符合	不符合	不适用	备注
过程	质控要求	注射室专项预案（过敏性休克及输液反应等）应急模拟演练频率≥1次/半年,并记录						
		科室和/或主管部门运用质量管理工具进行分析						
结果	评价指标	注射室管理质量达标率≥95%	达标率：			合格/不合格		
		无给药错误的不良事件发生	是/否					

第五部分

急诊部

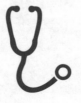

28 | 急诊科管理质量评价标准

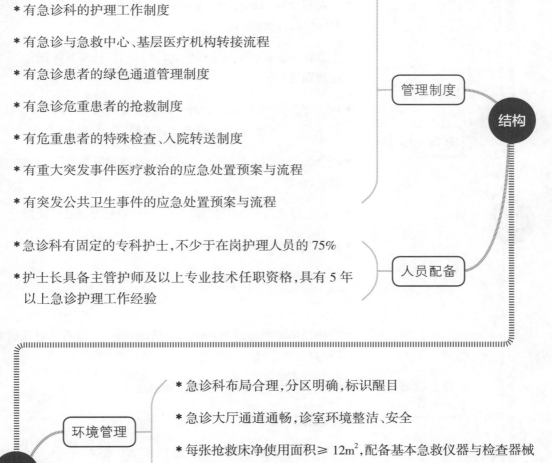

· 急诊科管理质量检查思维导图 ·

* 有急诊科的安全管理制度

* 有急诊科的护理工作制度

* 有急诊与急救中心、基层医疗机构转接流程

* 有急诊患者的绿色通道管理制度

* 有急诊危重患者的抢救制度

* 有危重患者的特殊检查、入院转送制度

* 有重大突发事件医疗救治的应急处置预案与流程

* 有突发公共卫生事件的应急处置预案与流程

管理制度

结构

* 急诊科有固定的专科护士,不少于在岗护理人员的 75%

* 护士长具备主管护师及以上专业技术任职资格,具有 5 年以上急诊护理工作经验

人员配备

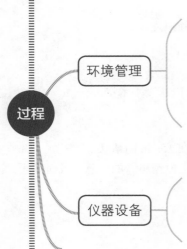

过程

环境管理

* 急诊科布局合理,分区明确,标识醒目

* 急诊大厅通道通畅,诊室环境整洁、安全

* 每张抢救床净使用面积 ≥ $12m^2$,配备基本急救仪器与检查器械

* 落实一患一室一诊,注意患者隐私保护

仪器设备

* 仪器、设备配备符合急诊科建设基本标准,急救仪器一律不外借

* 急救仪器、设备处于备用状态,专人管理

* 检查仪器、设备功能及保养清洁(1 次 / 周),并记录

身份识别

* 急诊抢救室、留观室、急诊重症监护室的患者均佩戴腕带

* 患者身份核对正确,至少使用两种身份识别方式,紧急抢救时,医护双人核对患者身份

* 对无意识或精神异常且无陪护人员的患者,身份识别按相关规定执行

转运交接

* 与院前医师确认患者信息,交接病情变化、救治过程,携带物品、药品,并记录

* 患者转运前有病情风险评估,仪器/设备、药品准备齐全,按风险级别规范转运

* 危重症患者转运时,确认转运知情告知同意书,提前通知相关科室,确定转运途径,电梯处于转运层,并有医护人员护送

* 危重症患者转运途中,规范使用保护性约束具,注意患者隐私保护、保暖

* 标准化模式做好患者病情、药品、医疗资料及物品等交接

* 转运交接单记录及时、完整、规范

* 转运被服、床单一人一换

过程

绿色通道管理

* 严格评估绿色通道与救助患者的纳入标准,患者信息正确登记,并及时上报

* 对危重症患者启动绿色通道,并记录

* 绿色通道标识醒目、流程通畅

* Ⅰ、Ⅱ级危重症手术患者在 2h 内送入手术室

抢救工作

* Ⅰ级患者即刻抢救,Ⅱ级患者在 15min 内落实急救措施,如恶性心律失常、高血钾、低血钾、低血糖患者的危急值及时处理

* 正确、及时开通静脉通道

* 给药时间、速度、顺序正确

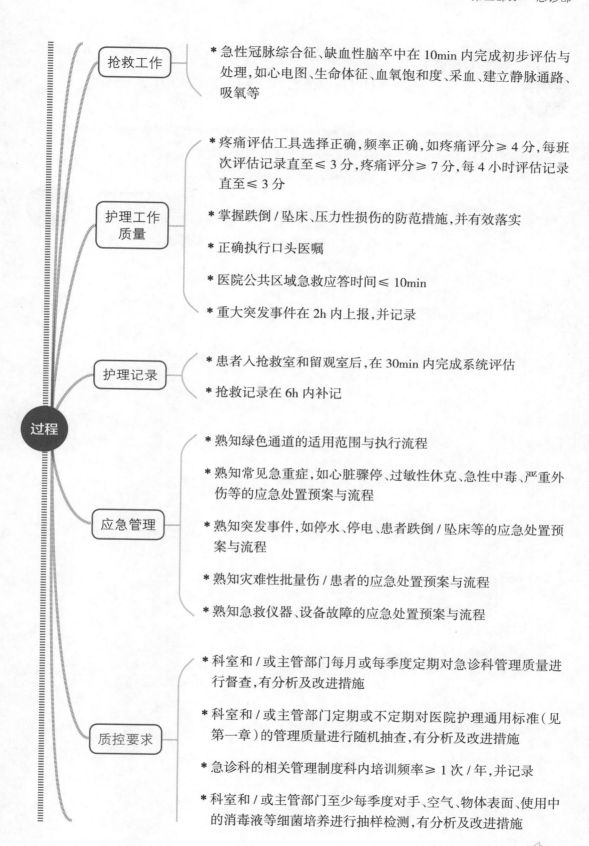

过程

抢救工作

* 急性冠脉综合征、缺血性脑卒中在 10min 内完成初步评估与处理,如心电图、生命体征、血氧饱和度、采血、建立静脉通路、吸氧等

护理工作质量

* 疼痛评估工具选择正确,频率正确,如疼痛评分 ≥ 4 分,每班次评估记录直至 ≤ 3 分,疼痛评分 ≥ 7 分,每 4 小时评估记录直至 ≤ 3 分

* 掌握跌倒 / 坠床、压力性损伤的防范措施,并有效落实

* 正确执行口头医嘱

* 医院公共区域急救应答时间 ≤ 10min

* 重大突发事件在 2h 内上报,并记录

护理记录

* 患者入抢救室和留观室后,在 30min 内完成系统评估

* 抢救记录在 6h 内补记

应急管理

* 熟知绿色通道的适用范围与执行流程

* 熟知常见急重症,如心脏骤停、过敏性休克、急性中毒、严重外伤等的应急处置预案与流程

* 熟知突发事件,如停水、停电、患者跌倒 / 坠床等的应急处置预案与流程

* 熟知灾难性批量伤 / 患者的应急处置预案与流程

* 熟知急救仪器、设备故障的应急处置预案与流程

质控要求

* 科室和 / 或主管部门每月或每季度定期对急诊科管理质量进行督查,有分析及改进措施

* 科室和 / 或主管部门定期或不定期对医院护理通用标准(见第一章)的管理质量进行随机抽查,有分析及改进措施

* 急诊科的相关管理制度科内培训频率 ≥ 1 次 / 年,并记录

* 科室和 / 或主管部门至少每季度对手、空气、物体表面、使用中的消毒液等细菌培养进行抽样检测,有分析及改进措施

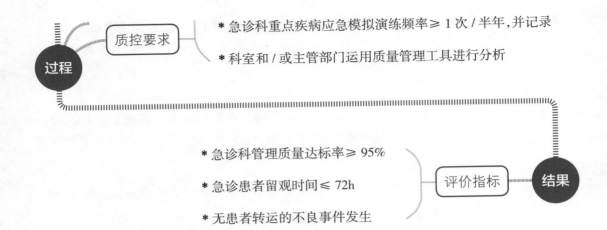

* 急诊科重点疾病应急模拟演练频率 ≥ 1 次 / 半年，并记录

* 科室和 / 或主管部门运用质量管理工具进行分析

* 急诊科管理质量达标率 ≥ 95%

* 急诊患者留观时间 ≤ 72h

* 无患者转运的不良事件发生

· 急诊科管理质量评价标准 ·

项	目	质量评价标准	稽查数	完全符合	部分符合	不符合	不适用	备注
结构	管理制度	有急诊科的安全管理制度						
		有急诊科的护理工作制度						
		有急诊与急救中心、基层医疗机构转接流程						
		有急诊患者的绿色通道管理制度						
		有急诊危重患者的抢救制度						
		有危重患者的特殊检查、入院转送制度						
		有重大突发事件医疗救治的应急处置预案与流程						
		有突发公共卫生事件的应急处置预案与流程						
	人员配备	急诊科有固定的专科护士，不少于在岗护理人员的75%						
		护士长具备主管护师及以上专业技术任职资格，具有5年以上急诊护理工作经验						
过程	环境管理	急诊科布局合理，分区明确，标识醒目						
		急诊大厅通道通畅，诊室环境整洁、安全						
		每张抢救床净使用面积 ≥ 12m²，配备基本急救仪器与检查器械						
		落实一患一室一诊，注意患者隐私保护						
	仪器设备	仪器、设备配备符合急诊科建设基本标准，急救仪器一律不外借						
		急救仪器、设备处于备用状态，专人管理						
		检查仪器、设备功能及保养清洁(1次/周)，并记录						
	身份识别	急诊抢救室、留观室、急诊重症监护室的患者均佩戴腕带						
		患者身份核对正确，至少使用两种身份识别方式，紧急抢救时，医护双人核对患者身份						

项　目		质量评价标准	稽查数	完全符合	部分符合	不符合	不适用	备注
过程	身份识别	对无意识或精神异常且无陪护人员的患者,身份识别按相关规定执行						
	转运交接	与院前医师确认患者信息,交接病情变化、救治过程,携带物品、药品,并记录						
		患者转运前有病情风险评估,仪器/设备、药品准备齐全,按风险级别规范转运						
		危重症患者转运时,确认转运知情告知同意书,提前通知相关科室,确定转运途径,电梯处于转运层,并有医护人员护送						
		危重症患者转运途中,规范使用保护性约束具,注意患者隐私保护、保暖						
		标准化模式做好患者病情、药品、医疗资料及物品等交接						
		转运交接单记录及时、完整、规范						
		转运被服、床单一人一换						
	绿色通道管理	严格评估绿色通道与救助患者的纳入标准,患者信息正确登记,并及时上报						
		对危重症患者启动绿色通道,并记录						
		绿色通道标识醒目、流程通畅						
		Ⅰ、Ⅱ级危重症手术患者在2h内送入手术室						
	抢救工作	Ⅰ级患者即刻抢救,Ⅱ级患者在15min内落实急救措施,如恶性心律失常、高血钾、低血钾、低血糖患者的危急值及时处理						
		正确、及时开通静脉通道						
		给药时间、速度、顺序正确						
		急性冠脉综合征、缺血性脑卒中在10min内完成初步评估与处理,如心电图、生命体征、血氧饱和度、采血、建立静脉通路、吸氧等						

续　表

项　目		质量评价标准	稽查数	完全符合	部分符合	不符合	不适用	备注
过程	护理工作质量	疼痛评估工具选择正确,频率正确,如疼痛评分≥4分,每班次评估记录直至≤3分,疼痛评分≥7分,每4小时评估记录直至≤3分						
		掌握跌倒/坠床、压力性损伤的防范措施,并有效落实						
		正确执行口头医嘱						
		医院公共区域急救应答时间≤10min						
		重大突发事件在2h内上报,并记录						
	护理记录	患者入抢救室和留观室后,在30min内完成系统评估						
		抢救记录在6h内补记						
	应急管理	熟知绿色通道的适用范围与执行流程						
		熟知常见急重症,如心脏骤停、过敏性休克、急性中毒、严重外伤等的应急处置预案与流程						
		熟知突发事件,如停水、停电、患者跌倒/坠床等的应急处置预案与流程						
		熟知灾难性批量伤/患者的应急处置预案与流程						
		熟知急救仪器、设备故障的应急处置预案与流程						
	质控要求	科室和/或主管部门每月或每季度定期对急诊科管理质量进行督查,有分析及改进措施						
		科室和/或主管部门定期或不定期对医院护理通用标准(见第一章)的管理质量进行随机抽查,有分析及改进措施						
		急诊科的相关管理制度科内培训频率≥1次/年,并记录						

项　目		质量评价标准	稽查数	完全符合	部分符合	不符合	不适用	备注
过程	质控要求	科室和/或主管部门至少每季度对手、空气、物体表面、使用中的消毒液等细菌培养进行抽样检测,有分析及改进措施						
		急诊科重点疾病应急模拟演练频率≥1 次/半年,并记录						
		科室和/或主管部门运用质量管理工具进行分析						
结果	评价指标	急诊科管理质量达标率≥95%		达标率:				
		急诊患者留观时间≤72h		是/否		合格/不合格		
		无患者转运的不良事件发生		是/否				

29

急诊预检、分诊管理质量评价标准

· 急诊预检、分诊管理质量检查思维导图 ·

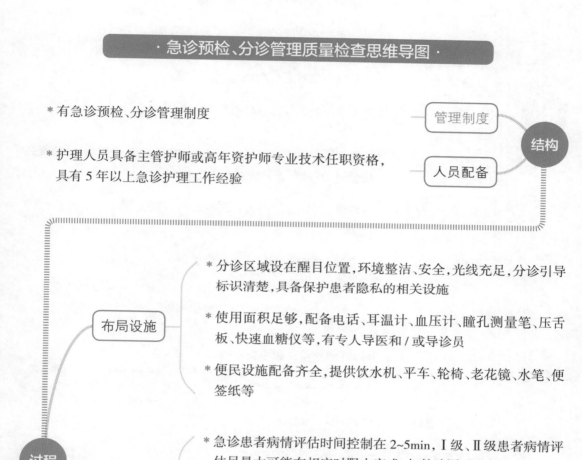

* 有急诊预检、分诊管理制度 —————— 管理制度 ———— 结构

* 护理人员具备主管护师或高年资护师专业技术任职资格，————— 人员配备
  具有 5 年以上急诊护理工作经验

布局设施

* 分诊区域设在醒目位置，环境整洁、安全，光线充足，分诊引导
  标识清楚，具备保护患者隐私的相关设施

* 使用面积足够，配备电话、耳温计、血压计、瞳孔测量笔、压舌
  板、快速血糖仪等，有专人导医和 / 或导诊员

* 便民设施配备齐全，提供饮水机、平车、轮椅、老花镜、水笔、便
  签纸等

过程

分诊要求

* 急诊患者病情评估时间控制在 2~5min，Ⅰ级、Ⅱ级患者病情评
  估尽最大可能在相应时限内完成，与救治同时进行

* 急诊患者有效分流，如发热、肠道疾病、非急诊的患者分流至
  相应门诊

* 急诊患者的信息登记内容正确、完整，可追溯

* Ⅲ级患者、Ⅳ级亚急症患者、非急症患者候诊时间分别超过 30min、
  60min、2h，应重新评估与定级

* 密切观察候诊区患者的病情变化，若有异常，重新分诊，及时
  调整就诊级别，并记录分诊原因

* 分诊、分级与病情、分区相符，Ⅰ级患者分流至复苏区，Ⅱ级患
  者分流至抢救区，Ⅲ级患者分流至优先诊疗区，Ⅳ级患者分流
  至普通诊疗区

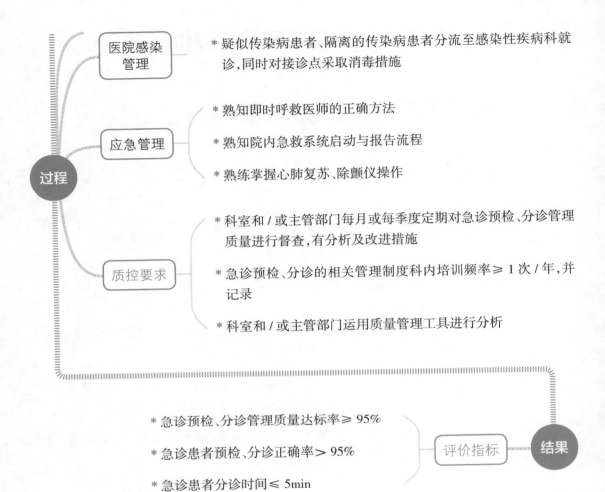

* 急诊预检、分诊管理质量达标率 ≥ 95%

* 急诊患者预检、分诊正确率 > 95%

* 急诊患者分诊时间 ≤ 5min

· 急诊预检、分诊管理质量评价标准 ·

项	目	质量评价标准	稽查数	完全符合	部分符合	不符合	不适用	备注
结构	管理制度	有急诊预检、分诊管理制度						
	人员配备	护理人员具备主管护师或高年资护师专业技术任职资格,具有 5 年以上急诊护理工作经验						
过程	布局设施	分诊区域设在醒目位置,环境整洁、安全,光线充足,分诊引导标识清楚,具备保护患者隐私的相关设施						
		使用面积足够,配备电话、耳温计、血压计、瞳孔测量笔、压舌板、快速血糖仪等,有专人导医和/或导诊员						
		便民设施配备齐全,提供饮水机、平车、轮椅、老花镜、水笔、便签纸等						
	分诊要求	急诊患者病情评估时间控制在 2~5min,Ⅰ级、Ⅱ级患者病情评估尽最大可能在相应时限内完成,与救治同时进行						
		急诊患者有效分流,如发热、肠道疾病、非急诊的患者分流至相应门诊						
		急诊患者的信息登记内容正确、完整,可追溯						
		Ⅲ级患者、Ⅳ级亚急症患者、非急症患者候诊时间分别超过 30min、60min、2h,应重新评估与定级						
		密切观察候诊区患者的病情变化,若有异常,重新分诊,及时调整就诊级别,并记录分诊原因						
		分诊、分级与病情、分区相符,Ⅰ级患者分流至复苏区,Ⅱ级患者分流至抢救区,Ⅲ级患者分流至优先诊疗区,Ⅳ级患者分流至普通诊疗区						
	医院感染管理	疑似传染病患者、隔离的传染病患者分流至感染性疾病科就诊,同时对接诊点采取消毒措施						

171

续　表

项　目		质量评价标准	稽查数	完全符合	部分符合	不符合	不适用	备注
过程	应急管理	熟知即时呼救医师的正确方法						
		熟知院内急救系统启动与报告流程						
		熟练掌握心肺复苏、除颤仪操作						
	质控要求	科室和/或主管部门每月或每季度定期对急诊预检、分诊管理质量进行督查,有分析及改进措施						
		急诊预检、分诊的相关管理制度科内培训频率≥1次/年,并记录						
		科室和/或主管部门运用质量管理工具进行分析						
结果	评价指标	急诊预检、分诊管理质量达标率≥95%	达标率:			合格/不合格		
		急诊患者预检、分诊正确率＞95%	达标率:					
		急诊患者分诊时间≤5min	是/否					

第六部分

医技科室

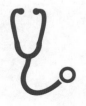

30 消毒供应中心管理质量评价标准

·消毒供应中心管理质量检查思维导图·

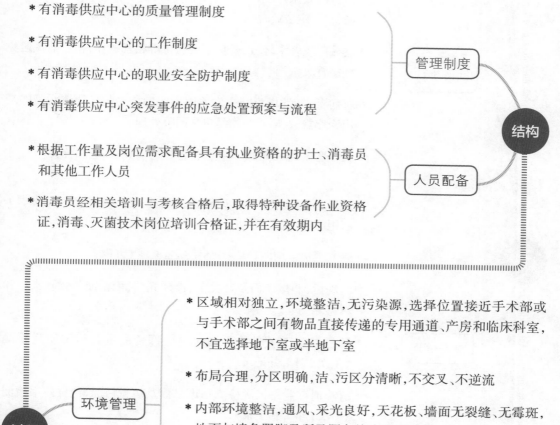

* 有消毒供应中心的质量管理制度

* 有消毒供应中心的工作制度

* 有消毒供应中心的职业安全防护制度

* 有消毒供应中心突发事件的应急处置预案与流程

管理制度

结构

* 根据工作量及岗位需求配备具有执业资格的护士、消毒员和其他工作人员

* 消毒员经相关培训与考核合格后,取得特种设备作业资格证,消毒、灭菌技术岗位培训合格证,并在有效期内

人员配备

* 区域相对独立,环境整洁,无污染源,选择位置接近手术部或与手术部之间有物品直接传递的专用通道、产房和临床科室,不宜选择地下室或半地下室

* 布局合理,分区明确,洁、污区分清晰,不交叉、不逆流

* 内部环境整洁,通风、采光良好,天花板、墙面无裂缝、无霉斑,地面与墙角踢脚及所及阴角均为弧形设计

* 去污区温度控制在 16~21℃,湿度 30%~60%,换气 ≥ 10 次 / h,检查包装灭菌区温度 20~23℃,湿度 30%~60%,换气 ≥ 10 次 / h,无菌存放区温度 ≤ 24℃,湿度 ≤ 70%,换气 4~10 次 / h,并记录

环境管理

过程

* 消毒后直接使用的物品保证干燥,包装后专架单独存放

* 无菌物品分类、分架存放,温度、湿度符合国家规范,并记录

* 储存室物品放置符合要求,距离房顶 ≥ 50cm,距离地面 ≥ 20cm,距离墙面 ≥ 5cm

物品储存管理

物品储存管理

* 无菌物品在有效期内,按灭菌日期依次存放,遵循先进先出的原则

* 灭菌物品包装的标识应注明物品名称、操作者、灭菌日期、失效期、批次号等,信息可追溯

回收管理

* 器械回收采用密闭转运,回收器具每次使用后清洁、消毒、干燥备用,定位放置

* 器械回收轻拿轻放,避免丢、扔、甩等粗暴动作,精密器械避免直接叠放

* 朊病毒、气性坏疽及突发原因不明的传染病病原体污染的复用诊疗器械、器具和物品单独回收处理

* 回收器械、器具和物品在去污区进行清点、核查和分类

过程

清洗管理

* 选择正确的清洗方式步骤(手工清洗、超声波、清洗 / 消毒器),医用清洗剂配制正确

* 终末漂洗采用电导率 ≤ 15μS/cm(25℃)用水

* 清洗后,器械表面及其关节、齿牙光洁,无血渍、污渍、水垢和锈斑等

* 随机抽查 3~5 件待灭菌包内全部物品进行清洗质量检测(1 次 / 月),并记录

* 清洗消毒器每批次检测物理参数及运行情况,清洗效果检测(1 次 / 年),并记录

* 清洗消毒器特殊情况(新安装、更新、大修、更换清洗剂、更改消毒参数及装载方法等)按使用说明书或指导手册进行检测,合格后方可使用

消毒管理

* 按生产厂方说明书配制、使用消毒液,检测并记录消毒液浓度、消毒时间和温度,更换消毒液(1 次 / 日)

* 按器械性能、材质选择消毒方式,耐热、耐湿的器械首选湿热消毒,消毒的温度时间(或 A_0 值)符合 WS310.2 要求

* 消毒后直接使用的物品,每季度抽查 3~5 件进行检测,并记录

过程

干燥管理

* 首选干燥设备进行处理,金属类干燥温度 70~90℃,塑料类干燥温度 65~75℃,勿使用自然干燥方法

* 不耐热器械、器具和物品使用消毒的低纤维擦布、压力气枪或 ≥ 95% 乙醇处理

* 管腔器械内的残留水迹,用压力气枪等干燥处理

检查维护

* 对每件干燥后器械、器具和物品的清洗质量、功能进行检查,清洗质量不合格的重新处理,对功能损毁或锈蚀严重的器械及时维修或报废

* 使用医用润滑剂进行器械维护,不应使用石蜡油等非水溶性产品

包 装

* 器械、敷料、布类分室打包,包装前核对器械的种类、规格和数量等,器械保证干燥,避免再次污染

* 手术所用盆、碗等器皿与手术器械分开包装,包内器械、器具和物品摆放方式正确,符合灭菌要求

* 器械包重量不超过 7kg,敷料包重量不超过 5kg,预真空压力蒸汽灭菌器灭菌的灭菌包体积不超过 30cm × 30cm × 50cm

* 灭菌包选择正确的包装方式(闭合式、密封式),包装材料使用符合要求

* 手术器械采用闭合式包装使用两层材料分两次包装,采用纸塑包装的密封宽度 ≥ 6mm,器械距封口 ≥ 2.5cm,采用硬质容器设置安全锁装置(使用后清洗)

* 灭菌包内正确放置化学指示物,灭菌包外均有灭菌化学指示物(纸塑包装除外)

* 医用热塑封机使用前,检查闭合完好性(1 次 / 日),并记录

灭菌管理

* 按器械、器具和物品的性能、材质选择正确灭菌方式,耐湿、耐热的首选压力蒸汽灭菌

* 物品灭菌装载正确,每包灭菌有追溯,并记录

过程

灭菌管理

* 设备运行前,消毒员每日进行安全检查,预真空压力蒸汽灭菌器B—D测试(1次/日),并记录

* 对灭菌质量采用物理(温度波动范围+3℃内,时间满足最低灭菌要求)、化学、生物检测,合格后储存或发放

* 生物检测:压力蒸汽灭菌(1次/周),EO灭菌(1次/锅),低温等离子灭菌(1次/日),植入物灭菌(1次/锅)

* 生物检测不合格时,尽快召回上次合格以来所有尚未使用的灭菌物品,重新处理,连续3次生物检测合格后,方可使用

* 灭菌器新安装、移位、大修、灭菌失败、首次灭菌包、包装材料或被灭菌物品改变等需重新进行3次物理+化学+生物检测(压力蒸汽灭菌器需加空载检测及3次B—D测试),检测合格后,方可使用

* 新启用的小型压力蒸汽灭菌器应连续3次满载生物检测(使用常用的、有代表性的灭菌物品制作生物制测试包),放置于最难以灭菌的部位,检测合格后,方可使用

* 压力灭菌器每年用温度压力检测仪检测温度、压力和时间等参数,检测仪探头放置于最难以灭菌的部位

外来器械/植入物管理

* 根据手术通知单接收外来器械或植入物,与供应商双方共同清点、核查,双方确认后签名,记录后保存

* 外来器械或植入物专岗负责,遵循供应商提供的清洗、消毒、包装、灭菌方法和参数处置

* 植入物生物检测合格后,方可发放,紧急情况下使用含第5类化学指示物的生物PCD进行检测,化学指示物合格后,可提前发放,并将生物检测结果及时告知使用科室

* 使用后的外来器械经清洗、消毒后,方可交还供应商,并双方确认后签名,记录后保存

职业防护

* 熟知标准预防的概念和措施

* 熟知职业暴露发生后处置预案与流程

* 按工作岗位需求,配备相应的个人防护用品,做好自身防护

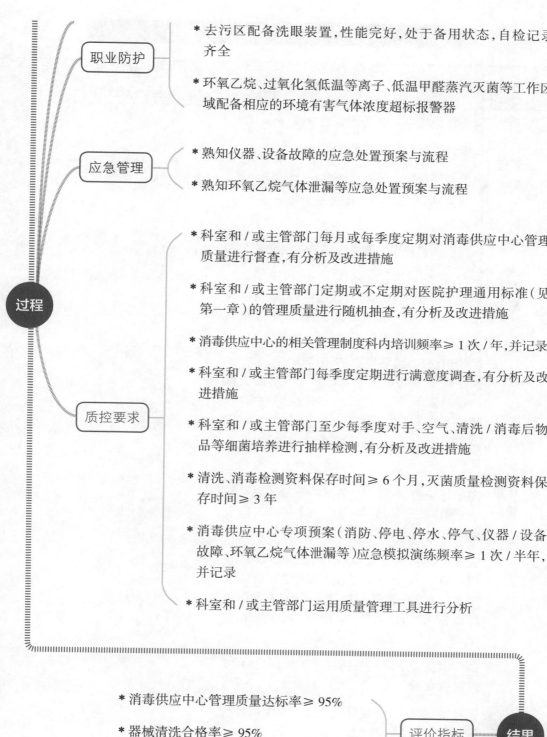

过程

职业防护
* 去污区配备洗眼装置,性能完好,处于备用状态,自检记录齐全
* 环氧乙烷、过氧化氢低温等离子、低温甲醛蒸汽灭菌等工作区域配备相应的环境有害气体浓度超标报警器

应急管理
* 熟知仪器、设备故障的应急处置预案与流程
* 熟知环氧乙烷气体泄漏等应急处置预案与流程

质控要求
* 科室和/或主管部门每月或每季度定期对消毒供应中心管理质量进行督查,有分析及改进措施
* 科室和/或主管部门定期或不定期对医院护理通用标准(见第一章)的管理质量进行随机抽查,有分析及改进措施
* 消毒供应中心的相关管理制度科内培训频率≥1次/年,并记录
* 科室和/或主管部门每季度定期进行满意度调查,有分析及改进措施
* 科室和/或主管部门至少每季度对手、空气、清洗/消毒后物品等细菌培养进行抽样检测,有分析及改进措施
* 清洗、消毒检测资料保存时间≥6个月,灭菌质量检测资料保存时间≥3年
* 消毒供应中心专项预案(消防、停电、停水、停气、仪器/设备故障、环氧乙烷气体泄漏等)应急模拟演练频率≥1次/半年,并记录
* 科室和/或主管部门运用质量管理工具进行分析

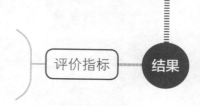

* 消毒供应中心管理质量达标率≥95%
* 器械清洗合格率≥95%
* 无灭菌失败的不良事件发生

评价指标 — **结果**

· 消毒供应中心管理质量评价标准 ·

项	目	质量评价标准	稽查数	完全符合	部分符合	不符合	不适用	备注
结构	管理制度	有消毒供应中心的质量管理制度						
		有消毒供应中心的工作制度						
		有消毒供应中心的职业安全防护制度						
		有消毒供应中心突发事件的应急处置预案与流程						
	人员配备	根据工作量及岗位需求配备具有执业资格的护士、消毒员和其他工作人员						
		消毒员经相关培训与考核合格后,取得特种设备作业资格证,消毒、灭菌技术岗位培训合格证,并在有效期内						
过程	环境管理	区域相对独立,环境整洁,无污染源,选择位置接近手术部或与手术部之间有物品直接传递的专用通道、产房和临床科室,不宜选择地下室或半地下室						
		布局合理,分区明确,洁、污区分清晰,不交叉、不逆流						
		内部环境整洁,通风、采光良好,天花板、墙面无裂缝、无霉斑,地面与墙角踢脚及所及阴角均为弧形设计						
		去污区温度控制在 16~21℃,湿度 30%~60%,换气 ≥ 10 次/h,检查包装灭菌区温度 20~23℃,湿度 30%~60%,换气 ≥ 10 次/h,无菌存放区温度 ≤ 24℃,湿度 ≤ 70%,换气 4~10 次/h,并记录						
	物品储存管理	消毒后直接使用的物品保证干燥,包装后专架单独存放						
		无菌物品分类、分架存放,温度、湿度符合国家规范,并记录						
		储存室物品放置符合要求,距离房顶 ≥ 50cm,距离地面 ≥ 20cm,距离墙面 ≥ 5cm						

续　表

项目		质量评价标准	稽查数	完全符合	部分符合	不符合	不适用	备注
过程	物品储存管理	无菌物品在有效期内,按灭菌日期依次存放,遵循先进先出的原则						
		灭菌物品包装的标识应注明物品名称、操作者、灭菌日期、失效期、批次号等,信息可追溯						
	回收管理	器械回收采用密闭转运,回收器具每次使用后清洁、消毒、干燥备用,定位放置						
		器械回收轻拿轻放,避免丢、扔、甩等粗暴动作,精密器械避免直接叠放						
		朊病毒、气性坏疽及突发原因不明的传染病病原体污染的复用诊疗器械、器具和物品单独回收处理						
		回收器械、器具和物品在去污区进行清点、核查和分类						
	清洗管理	选择正确的清洗方式步骤(手工清洗、超声波、清洗/消毒器),医用清洗剂配制正确						
		终末漂洗采用电导率≤15μS/cm(25℃)用水						
		清洗后,器械表面及其关节、齿牙光洁,无血渍、污渍、水垢和锈斑等						
		随机抽查3~5件待灭菌包内全部物品进行清洗质量检测(1次/月),并记录						
		清洗消毒器每批次检测物理参数及运行情况,清洗效果检测(1次/年),并记录						
		清洗消毒器特殊情况(新安装、更新、大修、更换清洗剂、更改消毒参数及转载方法等)按使用说明书或指导手册进行检测,合格后方可使用						
	消毒管理	按生产厂方说明书配制、使用消毒液,检测并记录消毒液浓度、消毒时间和温度,更换消毒液(1次/日)						

项　目		质量评价标准	稽查数	完全符合	部分符合	不符合	不适用	备注
过程	消毒管理	按器械性能、材质选择消毒方式,耐热、耐湿的器械首选湿热消毒,消毒的温度时间(或 A_0 值)符合 WS310.2 要求						
		消毒后直接使用的物品,每季度抽查 3~5 件进行检测,并记录						
	干燥管理	首选干燥设备进行处理,金属类干燥温度 70~90℃,塑料类干燥温度 65~75℃,勿使用自然干燥方法						
		不耐热器械、器具和物品使用消毒的低纤维擦布、压力气枪或 ≥ 95% 乙醇处理						
		管腔器械内的残留水迹,用压力气枪等干燥处理						
	检查维护	对每件干燥后器械、器具和物品的清洗质量、功能进行检查,清洗质量不合格的重新处理,对功能损毁或锈蚀严重的器械及时维修或报废						
		使用医用润滑剂进行器械维护,不应使用石蜡油等非水溶性产品						
	包装	器械、敷料、布类分室打包,包装前核对器械的种类、规格和数量等,器械保证干燥,避免再次污染						
		手术所用盆、碗等器皿与手术器械分开包装,包内器械、器具和物品摆放方式正确,符合灭菌要求						
		器械包重量不超过 7kg,敷料包重量不超过 5kg,预真空压力蒸汽灭菌器灭菌的灭菌包体积不超过 30cm×30cm×50cm						
		灭菌包选择正确的包装方式(闭合式、密封式),包装材料使用符合要求						
		手术器械采用闭合式包装使用两层材料分两次包装,采用纸塑包装的密封宽度 ≥ 6mm,器械距封口 ≥ 2.5cm,采用硬质容器设置安全锁装置(使用后清洗)						

续 表

项 目		质量评价标准	稽查数	完全符合	部分符合	不符合	不适用	备注
过程	包装	灭菌包内正确放置化学指示物,灭菌包外均有灭菌化学指示物(纸塑包装除外)						
		医用热塑封机使用前,检查闭合完好性(1次/日),并记录						
	灭菌管理	按器械、器具和物品的性能、材质选择正确灭菌方式,耐湿、耐热的首选压力蒸汽灭菌						
		物品灭菌装载正确,每包灭菌有追溯,并记录						
		设备运行前,消毒员每日进行安全检查,预真空压力蒸汽灭菌器B—D测试(1次/日),并记录						
		对灭菌质量采用物理(温度波动范围+3℃内,时间满足最低灭菌要求)、化学、生物检测,合格后储存或发放						
		生物检测:压力蒸汽灭菌(1次/周),EO灭菌(1次/锅),低温等离子灭菌(1次/日),植入物灭菌(1次/锅)						
		生物检测不合格时,尽快召回上次合格以来所有尚未使用的灭菌物品,重新处理,连续3次生物检测合格后,方可使用						
		灭菌器新安装、移位、大修、灭菌失败、首次灭菌包、包装材料或被灭菌物品改变等需重新进行3次物理+化学+生物检测(压力蒸汽灭菌器需加空载检测及3次B—D测试),检测合格后,方可使用						
		新启用的小型压力蒸汽灭菌器应连续3次满载生物检测(使用常用的、有代表性的灭菌物品制作生物制测试包),放置于最难以灭菌的部位,检测合格后,方可使用						
		压力灭菌器每年用温度压力检测仪检测温度、压力和时间等参数,检测仪探头放置于最难以灭菌的部位						

项　目		质量评价标准	稽查数	完全符合	部分符合	不符合	不适用	备注
过程	外来器械/植入物管理	根据手术通知单接收外来器械或植入物,与供应商双方共同清点、核查,双方确认后签名,记录后保存						
		外来器械或植入物专岗负责,遵循供应商提供的清洗、消毒、包装、灭菌方法和参数处置						
		植入物生物检测合格后,方可发放,紧急情况下使用含第5类化学指示物的生物PCD进行检测,化学指示物合格后,可提前发放,并将生物检测结果及时告知使用科室						
		使用后的外来器械经清洗、消毒后,方可交还供应商,并双方确认后签名,记录后保存						
	职业防护	熟知标准预防的概念和措施						
		熟知职业暴露发生后处置预案与流程						
		按工作岗位需求,配备相应的个人防护用品,做好自身防护						
		去污区配备洗眼装置,性能完好,处于备用状态,自检记录齐全						
		环氧乙烷、过氧化氢低温等离子、低温甲醛蒸汽灭菌等工作区域配备相应的环境有害气体浓度超标报警器						
	应急管理	熟知仪器、设备故障的应急处置预案与流程						
		熟知环氧乙烷气体泄漏等应急处置预案与流程						
	质控要求	科室和/或主管部门每月或每季度定期对消毒供应中心管理质量进行督查,有分析及改进措施						
		科室和/或主管部门定期或不定期对医院护理通用标准(见第一章)的管理质量进行随机抽查,有分析及改进措施						
		消毒供应中心的相关管理制度科内培训频率≥1次/年,并记录						

项　目		质量评价标准	稽查数	完全符合	部分符合	不符合	不适用	备注
过程	质控要求	科室和/或主管部门每季度定期进行满意度调查,有分析及改进措施						
		科室和/或主管部门至少每季度对手、空气、清洗/消毒后物品等细菌培养进行抽样检测,有分析及改进措施						
		清洗、消毒检测资料保存时间≥6个月,灭菌质量检测资料保存时间≥3年						
		消毒供应中心专项预案(消防、停电、停水、停气、仪器/设备故障、环氧乙烷气体泄漏等)应急模拟演练频率≥1次/半年,并记录						
		科室和/或主管部门运用质量管理工具进行分析						
结果	评价指标	消毒供应中心管理质量达标率≥95%	达标率:					
		器械清洗合格率≥95%	达标率:			合格/不合格		
		无灭菌失败的不良事件发生	是/否					

31 | 内镜诊疗中心管理质量评价标准

· 内镜诊疗中心管理质量检查思维导图 ·

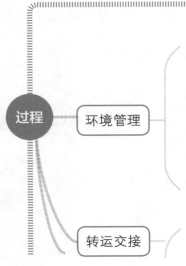

* 有内镜中心的安全管理制度

* 有内镜中心的护理工作制度

* 有内镜中心突发事件的应急处置预案与流程

管理制度

* 护理人员与内镜诊疗单元之比达到 1：1~2，具有 3 年以上临床护理工作经验

* 清洗、消毒人员经内镜清洗、消毒操作相关培训与考核合格后，方能上岗，专职护士应取得省级培训合格证，并在有效期内

* 经内镜逆行性胰胆管造影术（ERCP）护士完成岗前辐射防护和相关法律、法规知识培训与考核，取得合格证，并每 2 年重新进行 1 次培训与考核

* 复苏室护士经镇静培训与考核合格后，方能上岗

* 内镜操作护士经内镜专科培训与考核合格后，方能独立上岗

结构

人员配备

* 布局合理，分区明确，标识醒目，通风、采光良好

* 温度控制在 10~25℃，湿度 35%~75%

* 不同系统（如呼吸、消化系统等）软式内镜的诊疗工作、清洗槽、内镜自动清洗消毒机分开设置和使用

* 紧急疏散通道畅通，无物品堆放，符合消防通道要求，配备灭火装置，确保消防安全

过程

环境管理

转运交接

* 护士确认诊疗患者信息及携带物品、药品，并记录

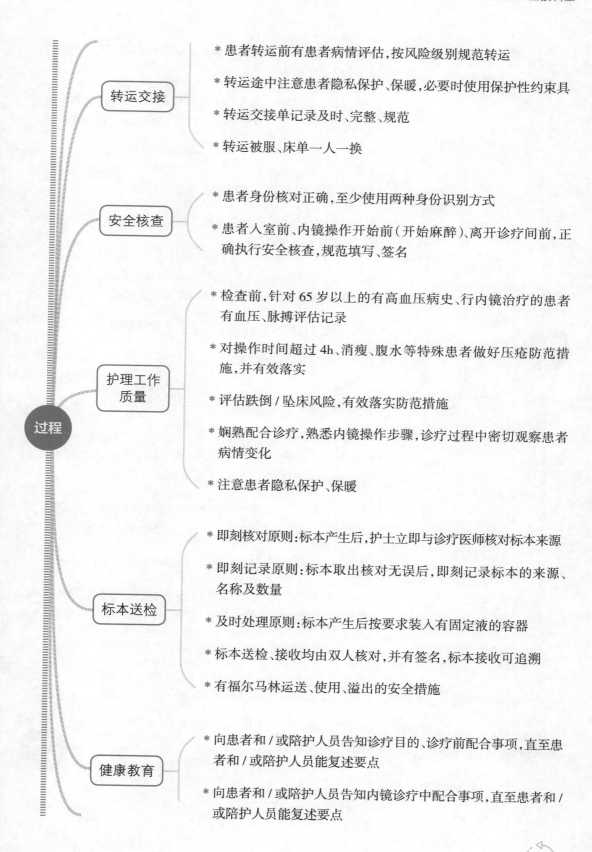

过程

转运交接
- * 患者转运前有患者病情评估,按风险级别规范转运
- * 转运途中注意患者隐私保护、保暖,必要时使用保护性约束具
- * 转运交接单记录及时、完整、规范
- * 转运被服、床单一人一换

安全核查
- * 患者身份核对正确,至少使用两种身份识别方式
- * 患者入室前、内镜操作开始前(开始麻醉)、离开诊疗间前,正确执行安全核查,规范填写、签名

护理工作质量
- * 检查前,针对 65 岁以上的有高血压病史、行内镜治疗的患者有血压、脉搏评估记录
- * 对操作时间超过 4h、消瘦、腹水等特殊患者做好压疮防范措施,并有效落实
- * 评估跌倒 / 坠床风险,有效落实防范措施
- * 娴熟配合诊疗,熟悉内镜操作步骤,诊疗过程中密切观察患者病情变化
- * 注意患者隐私保护、保暖

标本送检
- * 即刻核对原则:标本产生后,护士立即与诊疗医师核对标本来源
- * 即刻记录原则:标本取出核对无误后,即刻记录标本的来源、名称及数量
- * 及时处理原则:标本产生后按要求装入有固定液的容器
- * 标本送检、接收均由双人核对,并有签名,标本接收可追溯
- * 有福尔马林运送、使用、溢出的安全措施

健康教育
- * 向患者和 / 或陪护人员告知诊疗目的、诊疗前配合事项,直至患者和 / 或陪护人员能复述要点
- * 向患者和 / 或陪护人员告知内镜诊疗中配合事项,直至患者和 / 或陪护人员能复述要点

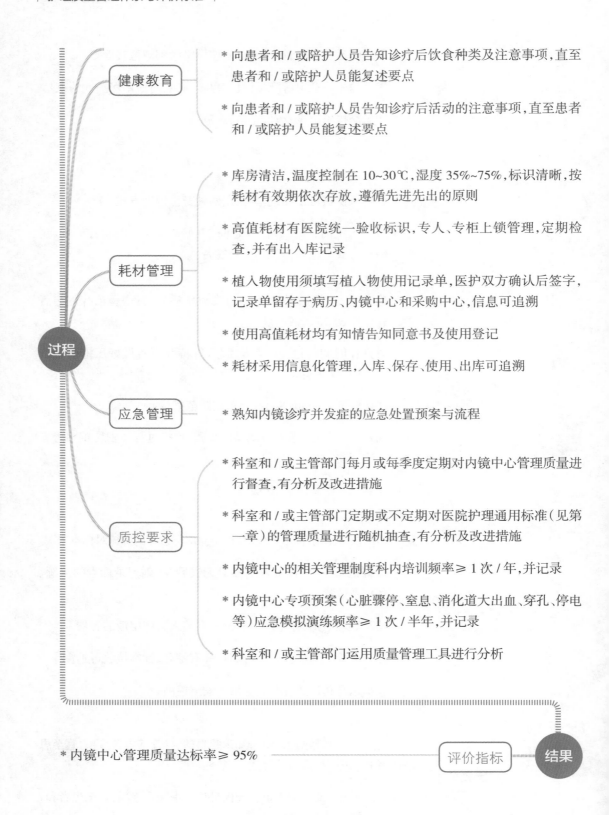

过程

健康教育
* 向患者和 / 或陪护人员告知诊疗后饮食种类及注意事项,直至患者和 / 或陪护人员能复述要点
* 向患者和 / 或陪护人员告知诊疗后活动的注意事项,直至患者和 / 或陪护人员能复述要点

耗材管理
* 库房清洁,温度控制在 10~30℃,湿度 35%~75%,标识清晰,按耗材有效期依次存放,遵循先进先出的原则
* 高值耗材有医院统一验收标识,专人、专柜上锁管理,定期检查,并有出入库记录
* 植入物使用须填写植入物使用记录单,医护双方确认后签字,记录单留存于病历、内镜中心和采购中心,信息可追溯
* 使用高值耗材均有知情告知同意书及使用登记
* 耗材采用信息化管理,入库、保存、使用、出库可追溯

应急管理
* 熟知内镜诊疗并发症的应急处置预案与流程

质控要求
* 科室和 / 或主管部门每月或每季度定期对内镜中心管理质量进行督查,有分析及改进措施
* 科室和 / 或主管部门定期或不定期对医院护理通用标准(见第一章)的管理质量进行随机抽查,有分析及改进措施
* 内镜中心的相关管理制度科内培训频率 ≥ 1 次 / 年,并记录
* 内镜中心专项预案(心脏骤停、窒息、消化道大出血、穿孔、停电等)应急模拟演练频率 ≥ 1 次 / 半年,并记录
* 科室和 / 或主管部门运用质量管理工具进行分析

* 内镜中心管理质量达标率 ≥ 95% **评价指标** **结果**

· 内镜诊疗中心管理质量评价标准 ·

项 目		质量评价标准	稽查数	完全符合	部分符合	不符合	不适用	备注
结构	管理制度	有内镜中心的安全管理制度						
		有内镜中心的护理工作制度						
		有内镜中心突发事件的应急处置预案与流程						
	人员配备	护理人员与内镜诊疗单元之比达到 1∶1~2,具有 3 年以上临床护理工作经验						
		清洗、消毒人员经内镜清洗、消毒操作相关培训与考核合格后,方能上岗,专职护士应取得省级培训合格证,并在有效期内						
		经内镜逆行性胰胆管造影术(ERCP)护士完成岗前辐射防护和相关法律、法规知识培训与考核,取得合格证,并每 2 年重新进行 1 次培训与考核						
		复苏室护士经镇静培训与考核合格后,方能上岗						
		内镜操作护士经内镜专科培训与考核合格后,方能独立上岗						
过程	环境管理	布局合理,分区明确,标识醒目,通风、采光良好						
		温度控制在 10~25℃,湿度 35%~75%						
		不同系统(如呼吸、消化系统等)软式内镜的诊疗工作、清洗槽、内镜自动清洗消毒机分开设置和使用						
		紧急疏散通道畅通,无物品堆放,符合消防通道要求,配备灭火装置,确保消防安全						
	转运交接	护士确认诊疗患者信息及携带物品、药品,并记录						
		患者转运前有患者病情评估,按风险级别规范转运						
		转运途中注意患者隐私保护、保暖,必要时使用保护性约束具						
		转运交接单记录及时、完整、规范						
		转运被服、床单一人一换						

项　目		质量评价标准	稽查数	完全符合	部分符合	不符合	不适用	备注
过程	安全核查	患者身份核对正确,至少使用两种身份识别方式						
		患者入室前、内镜操作开始前(开始麻醉)、离开诊疗间前,正确执行安全核查,规范填写、签名						
	护理工作质量	检查前,针对65岁以上的有高血压病史、行内镜治疗的患者有血压、脉搏评估记录						
		对操作时间超过4h、消瘦、腹水等特殊患者做好压疮防范措施,并有效落实						
		评估跌倒/坠床风险,有效落实防范措施						
		娴熟配合诊疗,熟悉内镜操作步骤,诊疗过程中密切观察患者病情变化						
		注意患者隐私保护、保暖						
	标本送检	即刻核对原则:标本产生后,护士立即与诊疗医师核对标本来源						
		即刻记录原则:标本取出核对无误后,即刻记录标本的来源、名称及数量						
		及时处理原则:标本产生后按要求装入有固定液的容器						
		标本送检、接收均由双人核对,并有签名,标本接收可追溯						
		有福尔马林运送、使用、溢出的安全措施						
	健康教育	向患者和/或陪护人员告知诊疗目的、诊疗前配合事项,直至患者和/或陪护人员能复述要点						
		向患者和/或陪护人员告知内镜诊疗中配合事项,直至患者和/或陪护人员能复述要点						
		向患者和/或陪护人员告知诊疗后饮食种类及注意事项,直至患者和/或陪护人员能复述要点						
		向患者和/或陪护人员告知诊疗后活动的注意事项,直至患者和/或陪护人员能复述要点						
	耗材管理	库房清洁,温度控制在10~30℃,湿度35%~75%,标识清晰,按耗材有效期依次存放,遵循先进先出的原则						

续　表

项　目		质量评价标准	稽查数	完全符合	部分符合	不符合	不适用	备注
过程	耗材管理	高值耗材有医院统一验收标识,专人、专柜上锁管理,定期检查,并有出入库记录						
		植入物使用须填写植入物使用记录单,医护双方确认后签字,记录单留存于病历、内镜中心和采购中心,信息可追溯						
		使用高值耗材均有知情告知同意书及使用登记						
		耗材采用信息化管理,入库、保存、使用、出库可追溯						
	应急管理	熟知内镜诊疗并发症的应急处置预案与流程						
	质控要求	科室和/或主管部门每月或每季度定期对内镜中心管理质量进行督查,有分析及改进措施						
		科室和/或主管部门定期或不定期对医院护理通用标准(见第一章)的管理质量进行随机抽查,有分析及改进措施						
		内镜中心的相关管理制度科内培训频率≥1次/年,并记录						
		内镜中心专项预案(心脏骤停、窒息、消化道大出血、穿孔、停电等)应急模拟演练频率≥1次/半年,并记录						
		科室和/或主管部门运用质量管理工具进行分析						
结果	评价指标	内镜中心管理质量达标率≥95%		达标率:		合格/不合格		

32 内镜诊疗中心医院感染管理质量评价标准

· 内镜诊疗中心医院感染管理质量检查思维导图 ·

结构 ······ **管理制度** —— * 有内镜诊疗中心的医院感染预防与控制管理制度

过程

环境管理
- * 灭菌内镜的诊疗环境至少应达到非洁净手术室的要求
- * 设医患双通道及清洗消毒室内镜运送的洁、污双通道
- * 有独立的内镜诊疗室和内镜清洗消毒室
- * 配备标准、规范的清洗、消毒设施,有空气消毒装置
- * 不同系统(如呼吸、消化系统等)软式内镜的诊疗工作、清洗槽、内镜自动清洗消毒机分开设置和使用

清洗消毒
- * 内镜及器械一人一用一消毒或灭菌
- * 进入诊疗室均须更换专用工作服、专用鞋,戴一次性帽子、口罩、手套,必要时使用护目镜或面罩
- * 进入清洗消毒室均须更换专用工作服、专用鞋,戴一次性帽子、口罩、手套、护目镜或面罩,穿防水围裙
- * 去污区应配备洗眼装置,装置性能完好,处于备用状态,每日自查,并记录
- * 内镜注水瓶内的用水应为无菌水,每日更换
- * 清洗消毒室纯化水检测符合规定,细菌总数 ≤ 10CFU/100mL
- * 进入人体无菌组织或接触破损皮肤、黏膜的软式内镜及附件应进行灭菌;与完整黏膜相接触但不进入人体无菌组织,也不接触破损皮肤、黏膜的软式内镜及附件应进行高水平消毒;与完整皮肤接触而不接触黏膜的用品进行低水平消毒或清洁

过程

清洗消毒

* 使用后内镜立即用含有清洗液的湿巾或湿纱布擦除外表面污物,擦拭用品应一次性使用

* 使用后内镜预处理吸引,送气、送水时间 ≥ 10s,不污染仪器及环境

* 使用后内镜每次清洗前测漏,条件不允许时,每日测漏次数 ≥ 1 次

* 按生产厂方说明书的要求配制清洗液,浓度、灌流时间符合要求,清洗液一用一换

* 清洗、漂洗流程符合规范

* 消毒剂或灭菌剂浸泡时间符合要求,消毒、灭菌后的内镜采用纯化水或无菌水进行终末漂洗时间 ≥ 2min

* 终末漂洗后,内镜及附件置于铺设无菌巾的干燥台,无菌巾更换(1 次 / 4h),若有潮湿随时更换

* 内镜管道使用 75%~95% 乙醇或异丙醇灌注,并用洁净压缩空气充气 ≥ 30s 进行干燥处理

* 消毒内镜每季度进行检测,采用轮换抽检,每次按照 25% 的比例抽检:内镜总数 ≤ 5 条,每次全部检测;内镜总数 > 5 条,每次检测数量最少 5 条

* 消毒剂或灭菌剂浓度按说明书检测,说明书未明确之处,一次性使用按照每批次检测,重复使用在配制后检测一次,每次使用前检测,消毒内镜数量达到规定的 1/ 2 后,在每条内镜消毒前检测,并记录

* 使用全自动内镜清洗,消毒机按厂方说明书进行消毒、维护

内镜储存管理

* 内镜干燥后应储存于内镜储存库或柜

* 储存库或柜内储存的内镜,镜体垂直悬挂,弯角固定钮置于自由位,按钮和阀门单独存放

* 内镜储存库或柜内表面光滑、无缝隙,清洁、消毒(1 次 / 周),若污染,随时清洁、消毒

其他管理

* 每日诊疗及清洗、消毒工作结束后,对环境、清洗槽、酶洗槽、漂洗槽等进行清洗、消毒

* 每次更换消毒剂时,彻底刷洗消毒槽

职业防护

* 熟知标准预防的概念和措施

* 熟知职业暴露发生后处置预案与流程

* 辐射防护器材及用品,如铅屏、铅眼镜、铅衣、铅围脖,配备齐全,防护用品使用正确

* 辐射防护用品有专人负责,定期检查、检测、保养、更换,有入科及检测记录,确保防护性能完好

* 铅衣内、外佩戴辐射计量仪,常规检测(1 次 / 季度)

* 辐射防护用品按规定悬挂与储存,避免阳光直射,远离热源,室内通风良好,定位放置

* 铅衣使用寿命 5 年,不超过 6 年,若破损及时更换

* ERCP 护士有岗前体检,在职人员有放射体检(1 次 / 2 年),并建立个人职业健康档案

过程

医疗废弃物管理

* 有门禁系统或上锁管理

* 医疗废弃物分类收集、运送、暂存、交接等环节符合相关法规要求,登记资料保存时间 ≥ 3 年

* 医用垃圾袋袋口扎紧后,贴科室、医疗废弃物类别、日期,并签名,存放时间 ≤ 48h

* 疑似传染病或传染病患者、多重耐药菌患者的医疗废弃物放置于双层黄色医用垃圾袋内,袋口扎紧

* 感染性废弃物、损伤性废弃物放置不超过医用垃圾袋或锐器盒的 3 / 4

* 对医用垃圾袋、锐器盒使用有效的封口方式

质控要求

* 科室和 / 或主管部门每月或每季度定期对内镜诊疗中心医院感染管理质量进行督查,有分析及改进措施

* 内镜诊疗中心的医院感染预防与控制管理制度科内培训频率 ≥ 1 次 / 年,并记录

* 科室和 / 或主管部门每月对灭菌内镜等细菌培养进行抽样检测,有分析及改进措施

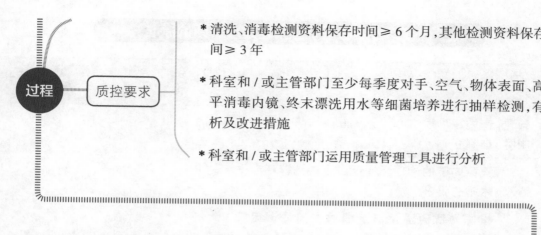

质控要求

* 清洗、消毒检测资料保存时间 ≥ 6 个月,其他检测资料保存时间 ≥ 3 年

* 科室和 / 或主管部门至少每季度对手、空气、物体表面、高水平消毒内镜、终末漂洗用水等细菌培养进行抽样检测,有分析及改进措施

* 科室和 / 或主管部门运用质量管理工具进行分析

* 内镜诊疗中心医院感染管理质量达标率 ≥ 95%

* 消毒后的内镜检测合格(细菌总数 ≤ 20CFU/ 件,致病菌无检出)

* 灭菌后的内镜检测合格(无菌检测合格)

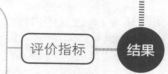

评价指标

结果

第六部分

195

· 内镜诊疗中心医院感染管理质量评价标准 ·

项	目	质量评价标准	稽查数	完全符合	部分符合	不符合	不适用	备注
结构	管理制度	有内镜诊疗中心的医院感染预防与控制管理制度						
过程	环境管理	灭菌内镜的诊疗环境至少应达到非洁净手术室的要求						
		设医患双通道及清洗消毒室内镜运送的洁、污双通道						
		有独立的内镜诊疗室和内镜清洗消毒室						
		配备标准、规范的清洗、消毒设施,有空气消毒装置						
		不同系统(如呼吸、消化系统等)软式内镜的诊疗工作、清洗槽、内镜自动清洗消毒机分开设置和使用						
	清洗消毒	内镜及器械一人一用一消毒或灭菌						
		进入诊疗室均须更换专用工作服、专用鞋,戴一次性帽子、口罩、手套,必要时使用护目镜或面罩						
		进入清洗消毒室均须更换专用工作服、专用鞋,戴一次性帽子、口罩、手套、护目镜或面罩,穿防水围裙						
		去污区应配备洗眼装置,装置性能完好,处于备用状态,每日自查,并记录						
		内镜注水瓶内的用水应为无菌水,每日更换						
		清洗消毒室纯化水检测符合规定,细菌总数 ≤ 10CFU/100mL						
		进入人体无菌组织或接触破损皮肤、黏膜的软式内镜及附件应进行灭菌;与完整黏膜相接触但不进入人体无菌组织,也不接触破损皮肤、黏膜的软式内镜及附件应进行高水平消毒;与完整皮肤接触而不接触黏膜的用品进行低水平消毒或清洁						

续　表

项　目		质量评价标准	稽查数	完全符合	部分符合	不符合	不适用	备注
过程	清洗消毒	使用后内镜立即用含有清洗液的湿巾或湿纱布擦除外表面污物,擦拭用品应一次性使用						
		使用后内镜预处理吸引,送气、送水时间≥10s,不污染仪器及环境						
		使用后内镜每次清洗前测漏,条件不允许时,每日测漏次数≥1次						
		按生产厂方说明书的要求配制清洗液,浓度、灌流时间符合要求,清洗液一用一换						
		清洗、漂洗流程符合规范						
		消毒剂或灭菌剂浸泡时间符合要求,消毒、灭菌后的内镜采用纯化水或无菌水进行终末漂洗时间≥2min						
		终末漂洗后,内镜及附件置于铺设无菌巾的干燥台,无菌巾更换(1次/4h),若有潮湿随时更换						
		内镜管道使用75%~95%乙醇或异丙醇灌注,并用洁净压缩空气充气≥30s进行干燥处理						
		消毒内镜每季度进行检测,采用轮换抽检,每次按照25%的比例抽检:内镜总数≤5条,每次全部检测;内镜总数>5条,每次检测数量最少5条						
		消毒剂或灭菌剂浓度按说明书检测,说明书未明确之处,一次性使用按照每批次检测,重复使用在配制后检测一次,每次使用前检测,消毒内镜数量达到规定的1/2后,在每条内镜消毒前检测,并记录						
		使用全自动内镜清洗,消毒机按厂方说明书进行消毒、维护						
	内镜储存管理	内镜干燥后应储存于内镜储存库或柜						

续　表

项　目		质量评价标准	稽查数	完全符合	部分符合	不符合	不适用	备注
过程	内镜储存管理	储存库或柜内储存的内镜,镜体垂直悬挂,弯角固定钮置于自由位,按钮和阀门单独存放						
		内镜储存库或柜内表面光滑、无缝隙,清洁、消毒(1次/周),若污染,随时清洁、消毒						
	其他管理	每日诊疗及清洗、消毒工作结束后,对环境、清洗槽、酶洗槽、漂洗槽等进行清洗、消毒						
		每次更换消毒剂时,彻底刷洗消毒槽						
	职业防护	熟知标准预防的概念和措施						
		熟知职业暴露发生后处置预案与流程						
		辐射防护器材及用品,如铅屏、铅眼镜、铅衣、铅围脖,配备齐全,防护用品使用正确						
		辐射防护用品有专人负责,定期检查、检测、保养、更换,有入科及检测记录,确保防护性能完好						
		铅衣内、外佩戴辐射计量仪,常规检测(1次/季度)						
		辐射防护用品按规定悬挂与储存,避免阳光直射,远离热源,室内通风良好,定位放置						
		铅衣使用寿命5年,不超过6年,若破损及时更换						
		ERCP护士有岗前体检,在职人员有放射体检(1次/2年),并建立个人职业健康档案						
	医疗废弃物管理	有门禁系统或上锁管理						
		医疗废弃物分类收集、运送、暂存、交接等环节符合相关法规要求,登记资料保存时间≥3年						
		医用垃圾袋袋口扎紧后,贴科室、医疗废弃物类别、日期,并签名,存放时间≤48h						

续　表

项　目		质量评价标准	稽查数	完全符合	部分符合	不符合	不适用	备注
过程	医疗废弃物管理	疑似传染病或传染病患者、多重耐药菌患者的医疗废弃物放置于双层黄色医用垃圾袋内,袋口扎紧						
		感染性废弃物、损伤性废弃物放置不超过医用垃圾袋或锐器盒的 3/4						
		对医用垃圾袋、锐器盒使用有效的封口方式						
	质控要求	科室和/或主管部门每月或每季度定期对内镜诊疗中心医院感染管理质量进行督查,有分析及改进措施						
		内镜诊疗中心的医院感染预防与控制管理制度科内培训频率≥1次/年,并记录						
		科室和/或主管部门每月对灭菌内镜等细菌培养进行抽样检测,有分析及改进措施						
		清洗、消毒检测资料保存时间≥6个月,其他检测资料保存时间≥3年						
		科室和/或主管部门至少每季度对手、空气、物体表面、高水平消毒内镜、终末漂洗用水等细菌培养进行抽样检测,有分析及改进措施						
		科室和/或主管部门运用质量管理工具进行分析						
结果	评价指标	内镜诊疗中心医院感染管理质量达标率≥95%	达标率:					
		消毒后的内镜检测合格(细菌总数≤20CFU/件,致病菌无检出)	是/否			合格/不合格		
		灭菌后的内镜检测合格(无菌检测合格)	是/否					

199

33 介入诊疗中心管理质量评价标准

·介入诊疗中心管理质量检查思维导图·

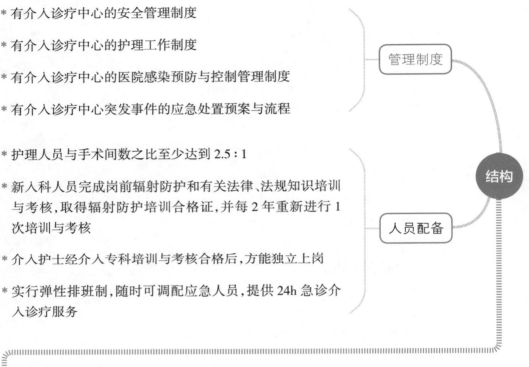

* 有介入诊疗中心的安全管理制度

* 有介入诊疗中心的护理工作制度

* 有介入诊疗中心的医院感染预防与控制管理制度

* 有介入诊疗中心突发事件的应急处置预案与流程

管理制度

* 护理人员与手术间数之比至少达到 2.5∶1

* 新入科人员完成岗前辐射防护和有关法律、法规知识培训与考核,取得辐射防护培训合格证,并每 2 年重新进行 1 次培训与考核

* 介入护士经介入专科培训与考核合格后,方能独立上岗

* 实行弹性排班制,随时可调配应急人员,提供 24h 急诊介入诊疗服务

人员配备

结构

过程

环境管理

* 布局合理,限制区、半限制区、非限制区划分明确,标识醒目,符合医院感染管理要求

* 介入诊疗中心内、外均有电离辐射警示标识,手术间内、外均有辐射工作警示灯,性能完好

* 仪器及气体定位、分类放置,标识醒目,管理规范

* 紧急疏散通道畅通,无物品堆放,符合消防通道要求,配备灭火装置,以确保消防安全

转运交接

* 护士确认手术患者信息,携带物品、药品,并记录

* 患者转运前有病情评估,按风险级别规范转运,并有医护人员护送

转运交接
- * 转运途中注意患者隐私保护、保暖,必要时使用保护性约束具
- * 转运被服、床单一人一换
- * 转运交接单记录及时、完整、规范

安全核查
- * 患者身份核对正确,至少使用两种身份识别方式
- * 患者入室前、手术开始前(开始局麻)、离开手术间前,正确执行三方安全核查,规范填写,并签名

健康教育
- * 向患者和 / 或陪护人员告知患者术前、术后的相关注意事项,直至患者和 / 或陪护人员能复述要点
- * 向患者和 / 或陪护人员告知术中配合事项,直至患者和 / 或陪护人员能复述要点

过程

护理工作质量
- * 采取局部保护措施,避免术中发生压力性损伤
- * 评估跌倒 / 坠床风险,防范措施有效落实
- * 密切监测生命体征,观察病情变化,配合做好抢救工作
- * 特殊药物的安全使用,规范执行(控速药物有标识,治疗患者每小时肝素追加,并记录)
- * 严格执行术中药品、耗材、敷料等核对,并记录及签名
- * 掌握介入诊疗方案及进程,准确传递术中所需器械及无菌耗材
- * 患者非术野区有辐射防护措施
- * 注意患者隐私保护、保暖
- * 即时、正确书写手术护理记录单、风险评估单
- * 重大疑难手术患者术前有访视,术后有回访

耗材管理
- * 库房清洁,温度控制在 10~30℃,湿度 35%~75%,标识清晰,按耗材有效期依次存放,遵循先进先出的原则
- * 高值耗材有医院统一验收标识,专人、专柜上锁管理,定期检查,并有出入库记录

耗材管理

＊ 植入物使用须填写植入物使用记录单,医护双方确认后签字,记录单留存于病历、介入中心和采购中心,信息可追溯

＊ 使用的高值耗材均有知情同意告知书及使用登记

＊ 耗材采用信息化管理,入库、保存、使用、出库可追溯

过程

职业防护

＊ 熟知标准预防的概念和措施

＊ 熟知职业暴露发生后处置预案与流程

＊ 辐射防护器材及用品,如铅屏、铅眼镜、铅衣、铅围脖,配备齐全,防护用品使用正确

＊ 辐射防护用品有专人负责,定期检查、检测、保养、更换,有入科及检测记录,确保防护性能完好

＊ 铅衣内、外佩戴辐射计量仪,常规检测(1次/季度)

＊ 辐射防护用品按规定悬挂与储存,避免阳光直射,远离热源,室内通风良好,定位放置

＊ 铅衣使用寿命5年,不超过6年,若有破损及时更换

＊ 新入科人员有岗前体检,在职人员有放射体检(1次/2年),并建立个人职业健康档案

医院感染管理

＊ 洗手设施齐全、洁净,手术人员正确执行外科手消毒,正确率达到100%

＊ 所有入室人员须更换专用工作服、专用鞋,戴一次性帽子、口罩,执行手卫生

＊ 外来跟台人员相对固定,有备案、登记,持证上岗

＊ 严格控制手术间参观人数,每间≤3名,观摩人员与术者距离≥30cm,不得随意出入其他手术间

＊ 严格执行医院感染管理要求,术中严格执行无菌操作原则

＊ 术前30min开启空气消毒机(1次/日),持续至术后30min关闭,消毒机过滤网清洗(1次/周),并记录

过程

医院感染
管理

＊手术开始前,对手术间地面、物表进行清洁、消毒(1次/日),
接台手术地面、每台物表进行清洁、消毒,所有区域物表、墙
面、地面进行彻底清洁、消毒(1次/周),消毒液配制有检测,
并记录

＊择期手术患者术前有感染筛查,特殊感染患者腕带有标识,急
诊手术患者按感染手术处理

＊铅衣温水擦拭,悬挂晾干(1次/周),若被血液、体液等污染,
及时用含季铵盐类消毒湿巾或铅衣专用消毒液擦拭

应急管理

＊熟知介入诊疗并发症的应急处置预案与流程

＊熟练掌握心肺复苏、除颤仪操作

质控要求

＊科室和/或主管部门每月或每季度定期对介入诊疗中心管理
质量进行督查,有分析及改进措施

＊科室和/或主管部门定期或不定期对医院护理通用标准(见
第一章)的管理质量进行随机抽查,有分析及改进措施

＊介入诊疗中心的相关管理制度科内培训频率≥1次/年,并
记录

＊介入诊疗中心的医院感染预防与控制管理制度科内培训频
率≥1次/季度,并记录

＊科室和/或主管部门每月或每季度定期对放射诊疗工作场所、
设备和人员进行放射防护检测,放射计量检测在标准范围内,
并记录

＊科室和/或主管部门至少每月对手、空气、物体表面、使用中
消毒液等细菌培养进行抽样检测,有分析及改进措施

＊介入诊疗中心专项预案(停电、仪器/设备故障、火灾、导管室
占台、二级库信息系统故障、辐射安全事件等)应急模拟演练
频率≥1次/半年,并记录

＊科室和/或主管部门运用质量管理工具进行分析

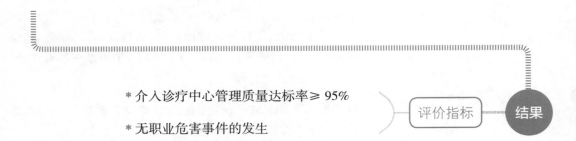

* 介入诊疗中心管理质量达标率≥ 95%

* 无职业危害事件的发生

评价指标

结果

· 介入诊疗中心管理质量评价标准 ·

项 目		质量评价标准	稽查数	完全符合	部分符合	不符合	不适用	备注
结构	管理制度	有介入诊疗中心的安全管理制度						
		有介入诊疗中心的护理工作制度						
		有介入诊疗中心的医院感染预防与控制管理制度						
		有介入诊疗中心突发事件的应急处置预案与流程						
	人员配备	护理人员与手术间数之比至少达到 2.5︰1						
		新入科人员完成岗前辐射防护和有关法律、法规知识培训与考核,取得辐射防护培训合格证,并每 2 年重新进行 1 次培训与考核						
		介入护士经介入专科培训与考核合格后,方能独立上岗						
		实行弹性排班制,随时可调配应急人员,提供 24h 急诊介入诊疗服务						
过程	环境管理	布局合理,限制区、半限制区、非限制区划分明确,标识醒目,符合医院感染管理要求						
		介入诊疗中心内、外均有电离辐射警示标识,手术间内、外均有辐射工作警示灯,性能完好						
		仪器及气体定位、分类放置,标识醒目,管理规范						
		紧急疏散通道畅通,无物品堆放,符合消防通道要求,配备灭火装置,以确保消防安全						
	转运交接	护士确认手术患者信息,携带物品、药品,并记录						
		患者转运前有病情评估,按风险级别规范转运,并有医护人员护送						
		转运途中注意患者隐私保护、保暖,必要时使用保护性约束具						
		转运被服、床单一人一换						

项　目		质量评价标准	稽查数	完全符合	部分符合	不符合	不适用	备注
	转运交接	转运交接单记录及时、完整、规范						
	安全核查	患者身份核对正确,至少使用两种身份识别方式						
		患者入室前、手术开始前(开始局麻)、离开手术间前,正确执行三方安全核查,规范填写,并签名						
	健康教育	向患者和/或陪护人员告知患者术前、术后的相关注意事项,直至患者和/或陪护人员能复述要点						
		向患者和/或陪护人员告知术中配合事项,直至患者和/或陪护人员能复述要点						
过程	护理工作质量	采取局部保护措施,避免术中发生压力性损伤						
		评估跌倒/坠床风险,防范措施有效落实						
		密切监测生命体征,观察病情变化,配合做好抢救工作						
		特殊药物的安全使用,规范执行(控速药物有标识,治疗患者每小时肝素追加,并记录)						
		严格执行术中药品、耗材、敷料等核对,并记录及签名						
		掌握介入诊疗方案及进程,准确传递术中所需器械及无菌耗材						
		患者非术野区有辐射防护措施						
		注意患者隐私保护、保暖						
		即时、正确书写手术护理记录单、风险评估单						
		重大疑难手术患者术前有访视,术后有回访						
	耗材管理	库房清洁,温度控制在 10~30℃,湿度 35%~75%,标识清晰,按耗材有效期依次存放,遵循先进先出的原则						
		高值耗材有医院统一验收标识,专人、专柜上锁管理,定期检查,并有出入库记录						

续　表

项　目		质量评价标准	稽查数	完全符合	部分符合	不符合	不适用	备注
过程	耗材管理	植入物使用须填写植入物使用记录单,医护双方确认后签字,记录单留存于病历、介入中心和采购中心,信息可追溯						
		使用的高值耗材均有知情同意告知书及使用登记						
		耗材采用信息化管理,入库、保存、使用、出库可追溯						
	职业防护	熟知标准预防的概念和措施						
		熟知职业暴露发生后处置预案与流程						
		辐射防护器材及用品,如铅屏、铅眼镜、铅衣、铅围脖,配备齐全,防护用品使用正确						
		辐射防护用品有专人负责,定期检查、检测、保养、更换,有入科及检测记录,确保防护性能完好						
		铅衣内、外佩戴辐射计量仪,常规检测(1次/季度)						
		辐射防护用品按规定悬挂与储存,避免阳光直射,远离热源,室内通风良好,定位放置						
		铅衣使用寿命5年,不超过6年,若有破损及时更换						
		新入科人员有岗前体检,在职人员有放射体检(1次/2年),并建立个人职业健康档案						
	医院感染管理	洗手设施齐全、洁净,手术人员正确执行外科手消毒,正确率达到100%						
		所有入室人员须更换专用工作服、专用鞋,戴一次性帽子、口罩,执行手卫生						
		外来跟台人员相对固定,有备案、登记,持证上岗						
		严格控制手术间参观人数,每间≤3名,观摩人员与术者距离≥30cm,不得随意出入其他手术间						

第六部分

项　目		质量评价标准	稽查数	完全符合	部分符合	不符合	不适用	备注
过程	医院感染管理	严格执行医院感染管理要求,术中严格执行无菌操作原则						
		术前30min开启空气消毒机(1次/日),持续至术后30min关闭,消毒机过滤网清洗(1次/周),并记录						
		手术开始前,对手术间地面、物表进行清洁、消毒(1次/日),接台手术地面、每台物表进行清洁、消毒,所有区域物表、墙面、地面进行彻底清洁、消毒(1次/周),消毒液配制有检测,并记录						
		择期手术患者术前有感染筛查,特殊感染患者腕带有标识,急诊手术患者按感染手术处理						
		铅衣温水擦拭,悬挂晾干(1次/周),若被血液、体液等污染,及时用含季铵盐类消毒湿巾或铅衣专用消毒液擦拭						
	应急管理	熟知介入诊疗并发症的应急处置预案与流程						
		熟练掌握心肺复苏、除颤仪操作						
	质控要求	科室和/或主管部门每月或每季度定期对介入诊疗中心管理质量进行督查,有分析及改进措施						
		科室和/或主管部门定期或不定期对医院护理通用标准(见第一章)的管理质量进行随机抽查,有分析及改进措施						
		介入诊疗中心的相关管理制度科内培训频率≥1次/年,并记录						
		介入诊疗中心的医院感染预防与控制管理制度科内培训频率≥1次/季度,并记录						
		科室和/或主管部门每月或每季度定期对放射诊疗工作场所、设备和人员进行放射防护检测,放射计量检测在标准范围内,并记录						

续　表

项　目		质量评价标准	稽查数	完全符合	部分符合	不符合	不适用	备注
过程	质控要求	科室和/或主管部门至少每月对手、空气、物体表面、使用中消毒液等细菌培养进行抽样检测,有分析及改进措施						
		介入诊疗中心专项预案(停电、仪器/设备故障、火灾、导管室占台、二级库信息系统故障、辐射安全事件等)应急模拟演练频率≥1次/半年,并记录						
		科室和/或主管部门运用质量管理工具进行分析						
结果	评价指标	介入诊疗中心管理质量达标率≥95%	达标率:			合格/不合格		
		无职业危害事件的发生	是/否					

34 | 血液透析中心管理质量评价标准

· 血液透析中心管理质量检查思维导图 ·

* 有血液透析中心的安全管理制度

* 有血液透析中心的护理工作制度

* 有血液透析中心突发事件的应急处置预案与流程

> 管理制度

> 结构

* 护士长具备中级及以上专业技术任职资格,具备 1 年以上透析工作经验,并接受专科护士培训与考核

* 护理人员具备 3 个月以上三级医院血液透析专业培训,取得合格证,并在有效期内

* 每台血液透析机至少配备护士 0.4 名

* 每名护士每班次负责 5 名以下的血液透析患者,采用集中供透析液全自动透析系统时,负责 6~8 名血液透析患者,开展连续性肾脏替代治疗,每台血液透析机配备 1~2 名护士

* 保洁员经规范化培训与考核合格后,方能上岗,并定期培训与考核

> 人员配备

> 过程

> 环境管理

* 透析治疗室布局合理,分区明确,标识醒目

* 清洁区分别设干性、湿性库房,不同物品分片区存放,按有效期依次存放,物品进入透析治疗区后,不得再返回库房

* 透析治疗室通风良好、光线充足

* 水处理间面积不低于水处理机占地面积的 1.5 倍

* 每个透析单元使用面积 ≥ 3.2m^2,每床间距 ≥ 1m

* 每个透析单元配备电源插座、反渗水供给接口、透析废液排水接口

过程

仪器设备 —— * 配备基本急救仪器、设备

转运交接
* 护士确认诊疗患者信息及携带物品、药品,并记录
* 按风险级别规范转运
* 转运途中注意患者隐私保护、保暖,必要时使用保护性约束具
* 转运交接单记录及时、完整、规范
* 转运被服、床单一人一换

身份识别 —— * 患者身份核对正确,至少使用两种身份识别方式

血管通路管理
* 通路血流良好(200~400mL/min)
* 内瘘穿刺前进行评估(望诊、触诊、听诊),选择合适穿刺点及穿刺方法,妥善固定
* 内瘘成熟后方可穿刺透析(动静脉内瘘术后 8~12 周,移植物内瘘术后 2~4 周,即穿型移植物内瘘术后 24h)
* 内瘘侧手臂禁止测量血压、静脉输液、采血等
* 内瘘穿刺针拔针后按压位置、时间正确(动静脉内瘘 15~30min,移植物内瘘 10~15min)
* 中心静脉导管留置患者每次治疗前,观察导管出口处皮肤情况(带隧道带涤纶套的导管观察 Cuff 处)、管腔通畅程度及导管尾翼缝线固定情况
* 中心静脉导管与血路管连接或断开体外循环时,应严格执行无菌操作
* 单针双腔留置导管封管前冲管到位,抗凝剂配制及使用量正确,置管局部清洁,妥善固定

护理工作质量
* 透析前正确评估患者情况,如体重、血压、血糖、凝血功能、血白蛋白等,做好物品、环境、个人准备
* 检查仪器性能,核对透析器、管路型号、透析液种类,所需药物确认无误后执行

护理工作质量

* 遵医嘱设置透析时间、超滤量、肝素量及透析液温度等参数

* 正确安装管路及透析器,连接紧密,规范预冲

* 上、下机操作准确、规范,管路妥善固定,无折叠、扭曲、受压

* 透析过程中,患者体位舒适,保持床单元整洁,注意患者隐私保护、保暖

* 每小时检测血透机的血流量、静脉压、跨膜压、肝素量、透析液温度、超滤量及仪器的运转情况,若报警及时处理

* 密切观察患者病情变化及穿刺局部情况,每小时测量血压、脉搏,若有异常及时汇报医师,协助处理,并记录

* 输液或输血时严密监控,输注完毕及时关闭输注口夹

* 熟知跌倒/坠床的防范措施,有效落实

过程

健康教育

* 向患者和/或陪护人员告知透析前、透析中配合事项,直至患者和/或陪护人员能复述要点

* 向患者和/或陪护人员告知内瘘维护的重要性与注意事项,直至患者和/或陪护人员能复述要点

* 向患者和/或陪护人员告知饮食种类与注意事项,直至患者和/或陪护人员能复述要点

* 向患者和/或陪护人员告知肢体功能锻炼和活动的重要性与注意事项,直至患者和/或陪护人员能复述要点

护理记录

* 透析记录单记录正确、规范、完整

应急管理

* 熟知血液透析中血透机报警的常见原因及处理流程

* 熟知血液透析主要并发症及处理流程

* 熟知血管通路并发症的防治及处理流程

质控要求

* 科室和/或主管部门每月或每季度定期对血液透析中心管理质量进行督查,有分析及改进措施

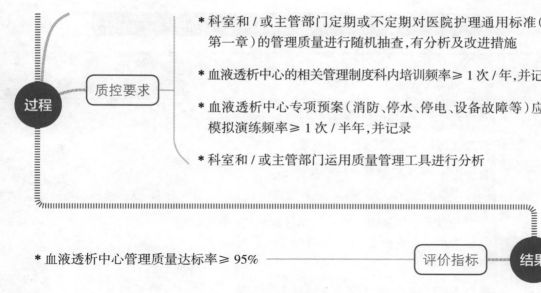

* 科室和／或主管部门定期或不定期对医院护理通用标准（见第一章）的管理质量进行随机抽查，有分析及改进措施

* 血液透析中心的相关管理制度科内培训频率≥1次／年，并记录

* 血液透析中心专项预案（消防、停水、停电、设备故障等）应急模拟演练频率≥1次／半年，并记录

* 科室和／或主管部门运用质量管理工具进行分析

质控要求

过程

* 血液透析中心管理质量达标率≥95%　————　评价指标　————　结果

第六部分

·血液透析中心管理质量评价标准·

项	目	质量评价标准	稽查数	完全符合	部分符合	不符合	不适用	备注
结构	管理制度	有血液透析中心的安全管理制度						
		有血液透析中心的护理工作制度						
		有血液透析中心突发事件的应急处置预案与流程						
	人员配备	护士长具备中级及以上专业技术任职资格,具备 1 年以上透析工作经验,并接受专科护士培训与考核						
		护理人员具备 3 个月以上三级医院血液透析专业培训,取得合格证,并在有效期内						
		每台血液透析机至少配备护士 0.4 名						
		每名护士每班次负责 5 名以下的血液透析患者,采用集中供透析液全自动透析系统时,负责 6~8 名血液透析患者,开展连续性肾脏替代治疗,每台血液透析机配备 1~2 名护士						
		保洁员经规范化培训与考核合格后,方能上岗,并定期培训与考核						
过程	环境管理	透析治疗室布局合理,分区明确,标识醒目						
		清洁区分别设干性、湿性库房,不同物品分片区存放,按有效期依次存放,物品进入透析治疗区后,不得再返回库房						
		透析治疗室通风良好、光线充足						
		水处理间面积不低于水处理机占地面积的 1.5 倍						
		每个透析单元使用面积 $\geq 3.2 m^2$,每床间距 $\geq 1m$						
		每个透析单元配备电源插座、反渗水供给接口、透析废液排水接口						

续　表

项目		质量评价标准	稽查数	完全符合	部分符合	不符合	不适用	备注
过程	仪器设备	配备基本急救仪器、设备						
	转运交接	护士确认诊疗患者信息及携带物品、药品，并记录						
		按风险级别规范转运						
		转运途中注意患者隐私保护、保暖，必要时使用保护性约束具						
		转运交接单记录及时、完整、规范						
		转运被服、床单一人一换						
	身份识别	患者身份核对正确，至少使用两种身份识别方式						
	血管通路管理	通路血流良好（200~400mL/min）						
		内瘘穿刺前进行评估（望诊、触诊、听诊），选择合适穿刺点及穿刺方法，妥善固定						
		内瘘成熟后方可穿刺透析（动静脉内瘘术后 8~12 周，移植物内瘘术后 2~4 周，即穿型移植物内瘘术后 24h）						
		内瘘侧手臂禁止测量血压、静脉输液、采血等						
		内瘘穿刺针拔针后按压位置、时间正确（动静脉内瘘 15~30min，移植物内瘘 10~15min）						
		中心静脉导管留置患者每次治疗前，观察导管出口处皮肤情况（带隧道带涤纶套的导管观察 Cuff 处）、管腔通畅程度及导管尾翼缝线固定情况						
		中心静脉导管与血路管连接或断开体外循环时，应严格执行无菌操作						
		单针双腔留置导管封管前冲管到位，抗凝剂配制及使用量正确，置管局部清洁，妥善固定						
	护理工作质量	透析前正确评估患者情况，如体重、血压、血糖、凝血功能、血白蛋白等，做好物品、环境、个人准备						

第六部分

续　表

项　目		质量评价标准	稽查数	完全符合	部分符合	不符合	不适用	备注
过程	护理工作质量	检查仪器性能,核对透析器、管路型号、透析液种类,所需药物确认无误后执行						
		遵医嘱设置透析时间、超滤量、肝素量及透析液温度等参数						
		正确安装管路及透析器,连接紧密,规范预冲						
		上、下机操作准确、规范,管路妥善固定,无折叠、扭曲、受压						
		透析过程中,患者体位舒适,保持床单元整洁,注意患者隐私保护、保暖						
		每小时检测血透机的血流量、静脉压、跨膜压、肝素量、透析液温度、超滤量及仪器的运转情况,若报警及时处理						
		密切观察患者病情变化及穿刺局部情况,每小时测量血压、脉搏,若有异常及时汇报医师,协助处理,并记录						
		输液或输血时严密监控,输注完毕及时关闭输注口夹						
		熟知跌倒/坠床的防范措施,有效落实						
	健康教育	向患者和/或陪护人员告知透析前、透析中配合事项,直至患者和/或陪护人员能复述要点						
		向患者和/或陪护人员告知内瘘维护的重要性与注意事项,直至患者和/或陪护人员能复述要点						
		向患者和/或陪护人员告知饮食种类与注意事项,直至患者和/或陪护人员能复述要点						
		向患者和/或陪护人员告知肢体功能锻炼和活动的重要性与注意事项,直至患者和/或陪护人员能复述要点						
	护理记录	透析记录单记录正确、规范、完整						

续 表

项 目		质量评价标准	稽查数	完全符合	部分符合	不符合	不适用	备注
过程	应急管理	熟知血液透析中血透机报警的常见原因及处理流程						
		熟知血液透析主要并发症及处理流程						
		熟知血管通路并发症的防治及处理流程						
	质控要求	科室和/或主管部门每月或每季度定期对血液透析中心管理质量进行督查,有分析及改进措施						
		科室和/或主管部门定期或不定期对医院护理通用标准(见第一章)的管理质量进行随机抽查,有分析及改进措施						
		血液透析中心的相关管理制度科内培训频率≥1次/年,并记录						
		血液透析中心专项预案(消防、停水、停电、设备故障等)应急模拟演练频率≥1次/半年,并记录						
		科室和/或主管部门运用质量管理工具进行分析						
结果	评价指标	血液透析中心管理质量达标率≥95%	达标率:			合格/不合格		

35 | 血液透析中心医院感染管理质量评价标准

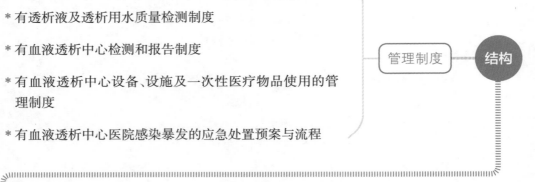

·血液透析中心医院感染管理质量检查思维导图·

结构 — 管理制度

* 有血液透析中心的医院感染预防与控制管理制度

* 有透析液及透析用水质量检测制度

* 有血液透析中心检测和报告制度

* 有血液透析中心设备、设施及一次性医疗物品使用的管理制度

* 有血液透析中心医院感染暴发的应急处置预案与流程

过程 — 环境管理

* 区域划分符合医源性医院感染管理要求,设普通透析区、隔离透析区,未设隔离区不得接收血源性传染疾病患者

* 每个分隔透析区域配备洗手池、非接触式水龙头、消毒洗手液、速干手消毒剂、干手用品或设施等

* 对于 10mL 以下的溅污,先清洁后消毒,或使用消毒湿巾直接擦拭;对于 10mL 及以上的溅污,先采用吸附材料覆盖,并消毒、清除后,再实施清洁、消毒措施

过程 — 消毒隔离

* 分别设干性、湿性库房,不同物品隔片区存放,按有效期依次存放,物品进入透析治疗区后,不得再返回库房

* 透析过程所需药品在准备室配制,配制后直接送至透析单元,标识清晰,一人一用

* 药品进入透析治疗区后,不得再返回准备室

* 水处理设备的滤砂、活性炭、树脂、反渗膜等按照生产厂方要求或根据水质检测结果进行更换,透析用水管道定期消毒

* 透析管路预冲后必须在 4h 内使用,超过规定时间须重新预冲

消毒隔离

* 每班次透析结束后,透析治疗区通风;每日透析结束后,进行有效空气净化或消毒

* 每班次透析结束后,床单、被套、枕套等物品一人一用一更换,对透析区所有物体表面及地面进行清洁、消毒

* 每日透析结束后,对仪器内部管路进行消毒,若透析时发生透析器破膜或传感器渗漏,在透析结束后立即进行仪器消毒

医院感染管理

* 水处理间保持干燥,每日进行透析用水的总氯及硬度检测、导电率检测

* 透析用水检测(1次/月),每台透析机检测(1次/年)

* 内毒素检测(1次/季度),每台透析机检测(1次/年)

* 透析液反渗水化学污染物检测(1次/年)

患者管理

* 首次血液透析患者、其他血液透析中心转入患者在透析治疗前必须进行血源性传染疾病检测,维持性患者每半年复查,保留原始记录,并登记

* 乙肝、丙肝患者分区、分机透析,并配备专用透析用品,标识醒目、清晰

* 护理人员相对固定,乙肝、丙肝阳性患者的透析治疗护士不能同时护理阴性患者

* 患者在透析治疗过程中出现乙肝、丙肝阳性,应立即对其密切接触者进行乙肝、丙肝感染标志物检测

* 治疗车不能在隔离透析区和普通透析区之间交叉使用

* 急诊患者急诊机透析,疑似患者安排急诊透析机,每班次末位透析治疗

* 患者血液透析时,严格限制非工作人员进入透析治疗区

职业防护

* 熟知标准预防的概念和措施

* 熟知职业暴露发生后应急处置预案与流程

过程

职业防护

* 个人防护到位，防护用品正确使用

* 血液透析人员相对固定，每年进行乙肝、丙肝、梅毒螺旋体和艾滋病病毒感染标志物检查，对乙肝标志物阴性者接种乙肝疫苗

医疗废弃物管理

* 有门禁系统或上锁管理

* 医疗废弃物分类收集、运送、暂存、交接等环节符合相关法规要求，登记资料保存时间 ≥ 3 年

* 医用垃圾袋袋口扎紧后，贴科室、医疗废弃物类别、日期，并签名，存放时间 ≤ 48h

* 疑似传染病或传染病患者、多重耐药菌患者的医疗废弃物放置于双层黄色医用垃圾袋内，袋口扎紧

* 感染性废弃物、损伤性废弃物放置不超过医用垃圾袋或锐器盒的 3/4

* 对医用垃圾袋、锐器盒使用有效的封口方式

* 脏污织物存放于蓝色织物袋，感染性织物存放于橘黄色织物袋，特殊感染织物存放于一次性水溶织物袋，袋口扎紧后运送

过程

质控要求

* 科室和 / 或主管部门（护理部、医院感染管理科）每月或每季度定期对血液透析中心医院感染管理质量进行督查，有分析及改进措施

* 血液透析中心的医院感染预防与控制的相关管理制度科内培训频率 ≥ 1 次 / 季度，并记录

* 科室和 / 或主管部门至少每季度对手、空气、物体表面、使用中的消毒液等细菌培养进行抽样检测，有分析及改进措施

* 科室和 / 或主管部门运用质量管理工具进行分析

* 血液透析中心医院感染管理质量达标率 ≥ 95%　——　**评价指标**　—　**结果**

· 血液透析中心医院感染管理质量评价标准 ·

项	目	质量评价标准	稽查数	完全符合	部分符合	不符合	不适用	备注
结构	管理制度	有血液透析中心的医院感染预防与控制管理制度						
		有透析液及透析用水质量检测制度						
		有血液透析中心检测和报告制度						
		有血液透析中心设备、设施及一次性医疗物品使用的管理制度						
		有血液透析中心医院感染暴发的应急处置预案与流程						
过程	环境管理	区域划分符合医源性医院感染管理要求,设普通透析区、隔离透析区,未设隔离区不得接收血源性传染疾病患者						
		每个分隔透析区域配备洗手池、非接触式水龙头、消毒洗手液、速干手消毒剂、干手用品或设施等						
		对于10mL以下的溅污,先清洁后消毒,或使用消毒湿巾直接擦拭;对于10mL及以上的溅污,先采用吸附材料覆盖,并消毒、清除后,再实施清洁、消毒措施						
	消毒隔离	分别设干性、湿性库房,不同物品隔片区存放,按有效期依次存放,物品进入透析治疗区后,不得再返回库房						
		透析过程所需药品在准备室配制,配制后直接送至透析单元,标识清晰,一人一用						
		药品进入透析治疗区后,不得再返回准备室						
		水处理设备的滤砂、活性炭、树脂、反渗膜等按照生产厂方要求或根据水质检测结果进行更换,透析用水管道定期消毒						
		透析管路预冲后必须在4h内使用,超过规定时间须重新预冲						
		每班次透析结束后,透析治疗区通风;每日透析结束后,进行有效空气净化或消毒						

项	目	质量评价标准	稽查数	完全符合	部分符合	不符合	不适用	备注
过程	消毒隔离	每班次透析结束后,床单、被套、枕套等物品一人一用一更换,对透析区所有物体表面及地面进行清洁、消毒						
		每日透析结束后,对仪器内部管路进行消毒,若透析时发生透析器破膜或传感器渗漏,在透析结束后立即进行仪器消毒						
	医院感染管理	水处理间保持干燥,每日进行透析用水的总氯及硬度检测、导电率检测						
		透析用水检测(1次/月),每台透析机检测(1次/年)						
		内毒素检测(1次/季度),每台透析机检测(1次/年)						
		透析液反渗水化学污染物检测(1次/年)						
	患者管理	首次血液透析患者、其他血液透析中心转入患者在透析治疗前必须进行血源性传染疾病检测,维持性患者每半年复查,保留原始记录,并登记						
		乙肝、丙肝患者分区、分机透析,并配备专用透析用品,标识醒目、清晰						
		护理人员相对固定,乙肝、丙肝阳性患者的透析治疗护士不能同时护理阴性患者						
		患者在透析治疗过程中出现乙肝、丙肝阳性,应立即对其密切接触者进行乙肝、丙肝感染标志物检测						
		治疗车不能在隔离透析区和普通透析区之间交叉使用						
		急诊患者急诊机透析,疑似患者安排急诊透析机,每班次末位透析治疗						
		患者血液透析时,严格限制非工作人员进入透析治疗区						

续　表

项　目		质量评价标准	稽查数	完全符合	部分符合	不符合	不适用	备注
过程	职业防护	熟知标准预防的概念和措施						
		熟知职业暴露发生后应急处置预案与流程						
		个人防护到位,防护用品正确使用						
		血液透析人员相对固定,每年进行乙肝、丙肝、梅毒螺旋体和艾滋病病毒感染标志物检查,对乙肝标志物阴性者接种乙肝疫苗						
	医疗废弃物管理	有门禁系统或上锁管理						
		医疗废弃物分类收集、运送、暂存、交接等环节符合相关法规要求,登记资料保存时间≥3年						
		医用垃圾袋口扎紧后,贴科室、医疗废弃物类别、日期,并签名,存放时间≤48h						
		疑似传染病或传染病患者、多重耐药菌患者的医疗废弃物放置于双层黄色医用垃圾袋内,袋口扎紧						
		感染性废弃物、损伤性废弃物放置不超过医用垃圾袋或锐器盒的3/4						
		对医用垃圾袋、锐器盒使用有效的封口方式						
		脏污织物存放于蓝色织物袋,感染性织物存放于橘黄色织物袋,特殊感染织物存放于一次性水溶织物袋,袋口扎紧后运送						
	质控要求	科室和/或主管部门(护理部、医院感染管理科)每月或每季度定期对血液透析中心医院感染管理质量进行督查,有分析及改进措施						
		血液透析中心的医院感染预防与控制的相关管理制度科内培训频率≥1次/季度,并记录						
		科室和/或主管部门至少每季度对手、空气、物体表面、使用中的消毒液等细菌培养进行抽样检测,有分析及改进措施						

项　目		质量评价标准	稽查数	完全符合	部分符合	不符合	不适用	备注
过程	质控要求	科室和／或主管部门运用质量管理工具进行分析						
结果	评价指标	血液透析中心医院感染管理质量达标率≥95%	达标率：			合格／不合格		

36 | 医用氧舱管理质量评价标准

· 医用氧舱管理质量检查思维导图 ·

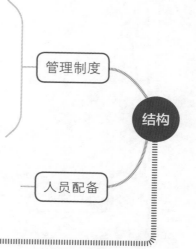

* 有医用氧舱的管理制度

* 有医用氧舱机房的管理制度

* 有医用氧舱进舱人员的安全管理制度 —— 管理制度

* 有医用氧舱的护理工作流程

* 有医用氧舱突发事件的应急处置预案与流程

* 护理人员经相应质量控制中心培训与考核合格后，方能上岗，并在有效期内 —— 人员配备

结构

过程

环境管理
* 氧舱加压前，室内、舱内温度调节至 17~23℃，不超过 26℃
* 患者出氧舱后，氧舱应通风、消毒

知情告知同意
* 向患者和 / 或陪护人员告知氧舱治疗目的与风险，使其做好心理护理，并签署氧舱治疗知情告知同意书

进舱管理
* 治疗前，核对氧舱室医师开具的治疗医嘱、签署的氧舱治疗知情告知同意书
* 患者身份核对正确，至少使用两种身份识别方式
* 告知患者进舱须知，如因病情需要陪舱，交待陪舱注意事项
* 进舱患者应完全更衣，若纯氧舱不完全更衣为"一票否决"
* 对违禁物品实行三步安检，并记录，严禁火种和产生静电的物品进入舱内
* 对进舱患者，指导中耳调压动作、氧气面罩使用方法

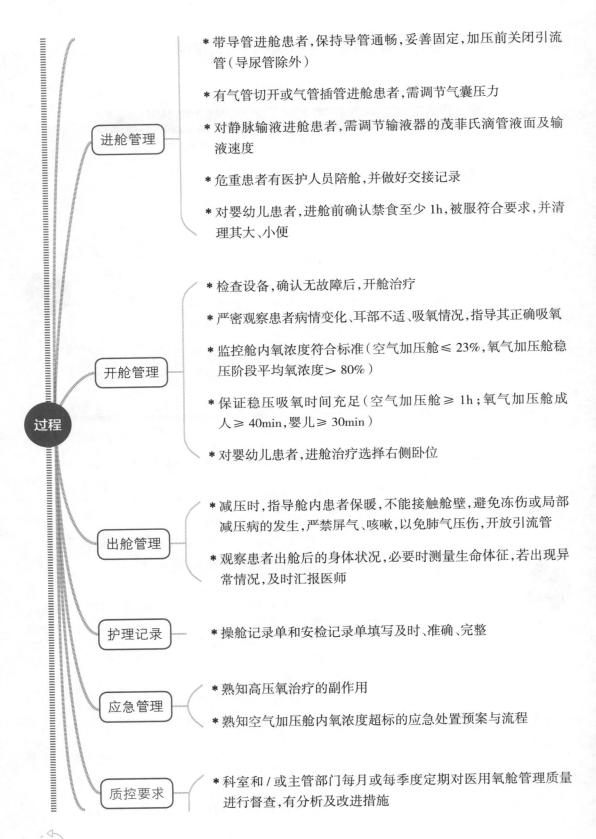

进舱管理

* 带导管进舱患者,保持导管通畅,妥善固定,加压前关闭引流管(导尿管除外)

* 有气管切开或气管插管进舱患者,需调节气囊压力

* 对静脉输液进舱患者,需调节输液器的茂菲氏滴管液面及输液速度

* 危重患者有医护人员陪舱,并做好交接记录

* 对婴幼儿患者,进舱前确认禁食至少 1h,被服符合要求,并清理其大、小便

开舱管理

* 检查设备,确认无故障后,开舱治疗

* 严密观察患者病情变化、耳部不适、吸氧情况,指导其正确吸氧

* 监控舱内氧浓度符合标准(空气加压舱 ≤ 23%,氧气加压舱稳压阶段平均氧浓度 > 80%)

* 保证稳压吸氧时间充足(空气加压舱 ≥ 1h;氧气加压舱成人 ≥ 40min,婴儿 ≥ 30min)

* 对婴幼儿患者,进舱治疗选择右侧卧位

过程

出舱管理

* 减压时,指导舱内患者保暖,不能接触舱壁,避免冻伤或局部减压病的发生,严禁屏气、咳嗽,以免肺气压伤,开放引流管

* 观察患者出舱后的身体状况,必要时测量生命体征,若出现异常情况,及时汇报医师

护理记录

* 操舱记录单和安检记录单填写及时、准确、完整

应急管理

* 熟知高压氧治疗的副作用

* 熟知空气加压舱内氧浓度超标的应急处置预案与流程

质控要求

* 科室和 / 或主管部门每月或每季度定期对医用氧舱管理质量进行督查,有分析及改进措施

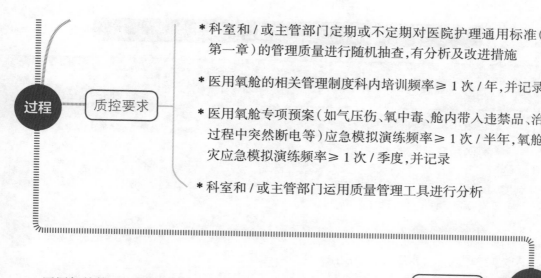

过程 — 质控要求

* 科室和／或主管部门定期或不定期对医院护理通用标准（见第一章）的管理质量进行随机抽查，有分析及改进措施

* 医用氧舱的相关管理制度科内培训频率≥1次／年，并记录

* 医用氧舱专项预案（如气压伤、氧中毒、舱内带入违禁品、治疗过程中突然断电等）应急模拟演练频率≥1次／半年，氧舱火灾应急模拟演练频率≥1次／季度，并记录

* 科室和／或主管部门运用质量管理工具进行分析

* 医用氧舱管理质量达标率≥95% —— 评价指标 — 结果

第六部分

· 医用氧舱管理质量评价标准 ·

项　目		质量评价标准	稽查数	完全符合	部分符合	不符合	不适用	备注
结构	管理制度	有医用氧舱的管理制度						
		有医用氧舱机房的管理制度						
		有医用氧舱进舱人员的安全管理制度						
		有医用氧舱的护理工作流程						
		有医用氧舱突发事件的应急处置预案与流程						
	人员配备	护理人员经相应质量控制中心培训与考核合格后,方能上岗,并在有效期内						
过程	环境管理	氧舱加压前,室内、舱内温度调节至17~23℃,不超过26℃						
		患者出氧舱后,氧舱应通风、消毒						
	知情告知同意	向患者和/或陪护人员告知氧舱治疗目的与风险,使其做好心理护理,并签署氧舱治疗知情告知同意书						
	进舱管理	治疗前,核对氧舱室医师开具的治疗医嘱、签署的氧舱治疗知情告知同意书						
		患者身份核对正确,至少使用两种身份识别方式						
		告知患者进舱须知,如因病情需要陪舱,交待陪舱注意事项						
		进舱患者应完全更衣,若纯氧舱不完全更衣为"一票否决"						
		对违禁物品实行三步安检,并记录,严禁火种和产生静电的物品进入舱内						
		对进舱患者,指导中耳调压动作、氧气面罩使用方法						
		带导管进舱患者,保持导管通畅,妥善固定,加压前关闭引流管(导尿管除外)						
		有气管切开或气管插管进舱患者,需调节气囊压力						

续 表

项 目		质量评价标准	稽查数	完全符合	部分符合	不符合	不适用	备注
过程	进舱管理	对静脉输液进舱患者,需调节输液器的茂菲氏滴管液面及输液速度						
		危重患者有医护人员陪舱,并做好交接记录						
		对婴幼儿患者,进舱前确认禁食至少1h,被服符合要求,并清理其大、小便						
	开舱管理	检查设备,确认无故障后,开舱治疗						
		严密观察患者病情变化、耳部不适、吸氧情况,指导其正确吸氧						
		监控舱内氧浓度符合标准(空气加压舱≤23%,氧气加压舱稳压阶段平均氧浓度>80%)						
		保证稳压吸氧时间充足(空气加压舱≥1h;氧气加压舱成人≥40min,婴儿≥30min)						
		对婴幼儿患者,进舱治疗选择右侧卧位						
	出舱管理	减压时,指导舱内患者保暖,不能接触舱壁,避免冻伤或局部减压病的发生,严禁屏气、咳嗽,以免肺气压伤,开放引流管						
		观察患者出舱后的身体状况,必要时测量生命体征,若出现异常情况,及时汇报医师						
	护理记录	操舱记录单和安检记录单填写及时、准确、完整						
	应急管理	熟知高压氧治疗的副作用						
		熟知空气加压舱内氧浓度超标的应急处置预案与流程						
	质控要求	科室和/或主管部门每月或每季度定期对医用氧舱管理质量进行督查,有分析及改进措施						

项　目		质量评价标准	稽查数	完全符合	部分符合	不符合	不适用	备注
过程	质控要求	科室和/或主管部门定期或不定期对医院护理通用标准(见第一章)的管理质量进行随机抽查,有分析及改进措施						
		医用氧舱的相关管理制度科内培训频率≥1次/年,并记录						
		医用氧舱专项预案(如气压伤、氧中毒、舱内带入违禁品、治疗过程中突然断电等)应急模拟演练频率≥1次/半年,氧舱火灾应急模拟演练频率≥1次/季度,并记录						
		科室和/或主管部门运用质量管理工具进行分析						
结果	评价指标	医用氧舱管理质量达标率≥95%	达标率:		合格/不合格			

第七部分

专科护理

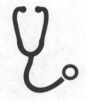

37 糖尿病管理质量评价标准

· 糖尿病管理质量检查思维导图 ·

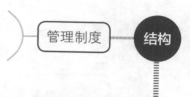

* 有微量血糖检测的操作规范
* 有胰岛素笔注射的操作规范

管理制度 —— 结构

血糖仪管理

* 同一个护理单元应使用统一型号的血糖仪
* 血糖仪试纸插口保持清洁
* 血糖仪室内质控检测至少 1 次 / 日（不常用的血糖仪可在使用前完成质控检测），并记录，有异常及时处理
* 血糖仪室间质控检测至少 1 次 / 半年，并记录，有异常及时处理
* 质控检测液在有效期内，开启后，注明开启日期、失效日期，并有签名

血糖监测

* 血糖仪显示代码与试纸代码一致（联网血糖仪无此要求）
* 测量时间准确，如餐前、餐后 2h、睡前或遵医嘱
* 测量部位正确，为指尖两侧，禁止在输液、水肿肢体或感染部位进行测量
* 75% 乙醇消毒后，待自然干燥，试纸暴露于空气时间 < 2min，使用一次性采血针头

胰岛素储存

* 专柜存放，有高警示标识
* 未开封的胰岛素针剂储存于医用冷藏冰箱内，温度控制在 2~8℃
* 已开封的胰岛素针剂在室温下保存，开封后 28 天有效，未超过保质期

过程

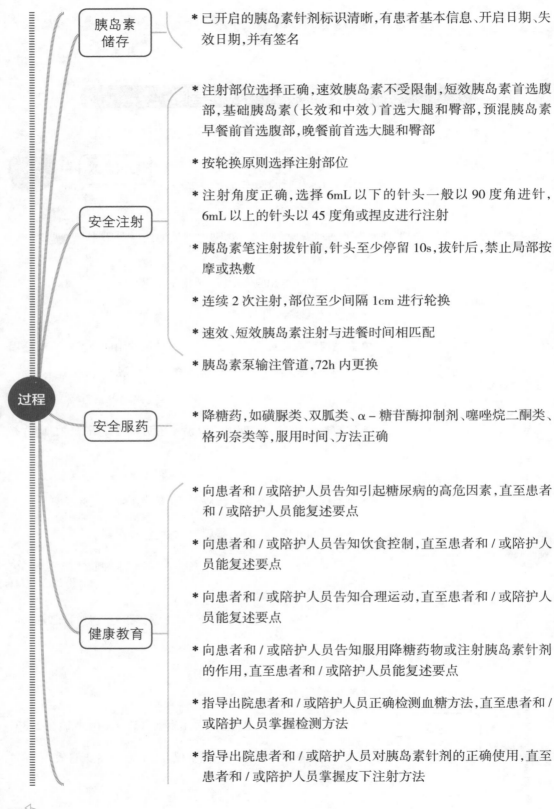

胰岛素储存

*已开启的胰岛素针剂标识清晰,有患者基本信息、开启日期、失效日期,并有签名

安全注射

*注射部位选择正确,速效胰岛素不受限制,短效胰岛素首选腹部,基础胰岛素(长效和中效)首选大腿和臀部,预混胰岛素早餐前首选腹部,晚餐前首选大腿和臀部

*按轮换原则选择注射部位

*注射角度正确,选择 6mL 以下的针头一般以 90 度角进针,6mL 以上的针头以 45 度角或捏皮进行注射

*胰岛素笔注射拔针前,针头至少停留 10s,拔针后,禁止局部按摩或热敷

*连续 2 次注射,部位至少间隔 1cm 进行轮换

*速效、短效胰岛素注射与进餐时间相匹配

*胰岛素泵输注管道,72h 内更换

过程

安全服药

*降糖药,如磺脲类、双胍类、α - 糖苷酶抑制剂、噻唑烷二酮类、格列奈类等,服用时间、方法正确

健康教育

*向患者和 / 或陪护人员告知引起糖尿病的高危因素,直至患者和 / 或陪护人员能复述要点

*向患者和 / 或陪护人员告知饮食控制,直至患者和 / 或陪护人员能复述要点

*向患者和 / 或陪护人员告知合理运动,直至患者和 / 或陪护人员能复述要点

*向患者和 / 或陪护人员告知服用降糖药物或注射胰岛素针剂的作用,直至患者和 / 或陪护人员能复述要点

*指导出院患者和 / 或陪护人员正确检测血糖方法,直至患者和 / 或陪护人员掌握检测方法

*指导出院患者和 / 或陪护人员对胰岛素针剂的正确使用,直至患者和 / 或陪护人员掌握皮下注射方法

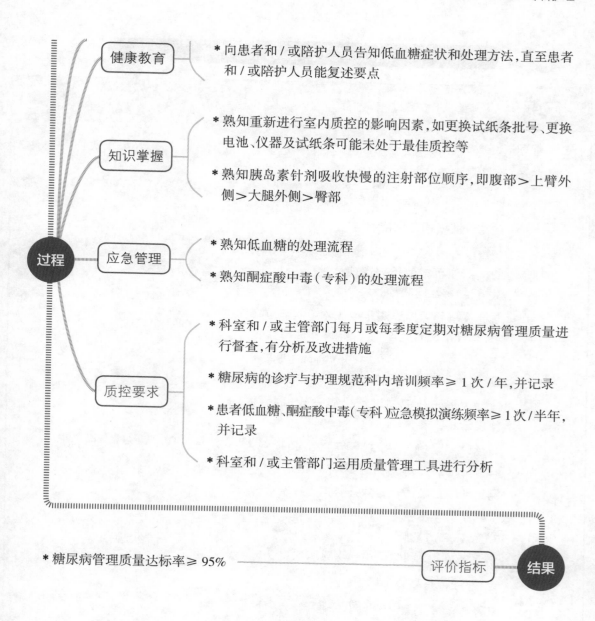

健康教育
* 向患者和/或陪护人员告知低血糖症状和处理方法,直至患者和/或陪护人员能复述要点

知识掌握
* 熟知重新进行室内质控的影响因素,如更换试纸条批号、更换电池、仪器及试纸条可能未处于最佳质控等
* 熟知胰岛素针剂吸收快慢的注射部位顺序,即腹部>上臂外侧>大腿外侧>臀部

应急管理
* 熟知低血糖的处理流程
* 熟知酮症酸中毒(专科)的处理流程

质控要求
* 科室和/或主管部门每月或每季度定期对糖尿病管理质量进行督查,有分析及改进措施
* 糖尿病的诊疗与护理规范科内培训频率≥1次/年,并记录
* 患者低血糖、酮症酸中毒(专科)应急模拟演练频率≥1次/半年,并记录
* 科室和/或主管部门运用质量管理工具进行分析

过程

* 糖尿病管理质量达标率≥95% —— 评价指标 结果

· 糖尿病管理质量评价标准 ·

项	目	质量评价标准	稽查数	完全符合	部分符合	不符合	不适用	备注
结构	管理制度	有微量血糖检测的操作规范						
		有胰岛素笔注射的操作规范						
过程	血糖仪管理	同一个护理单元应使用统一型号的血糖仪						
		血糖仪试纸插口保持清洁						
		血糖仪室内质控检测至少 1 次 / 日（不常用的血糖仪可在使用前完成质控检测），并记录，有异常及时处理						
		血糖仪室间质控检测至少 1 次 / 半年，并记录，有异常及时处理						
		质控检测液在有效期内，开启后，注明开启日期、失效日期，并有签名						
	血糖监测	血糖仪显示代码与试纸代码一致（联网血糖仪无此要求）						
		测量时间准确，如餐前、餐后 2h、睡前或遵医嘱						
		测量部位正确，为指尖两侧，禁止在输液、水肿肢体或感染部位进行测量						
		75% 乙醇消毒后，待自然干燥，试纸暴露于空气时间 < 2min，使用一次性采血针头						
	胰岛素储存	专柜存放，有高警示标识						
		未开封的胰岛素针剂储存于医用冷藏冰箱内，温度控制在 2~8℃						
		已开封的胰岛素针剂在室温下保存，开封后 28 天有效，未超过保质期						
		已开启的胰岛素针剂标识清晰，有患者基本信息、开启日期、失效日期，并有签名						
	安全注射	注射部位选择正确，速效胰岛素不受限制，短效胰岛素首选腹部，基础胰岛素（长效和中效）首选大腿和臀部，预混胰岛素早餐前首选腹部，晚餐前首选大腿和臀部						

续　表

项　目		质量评价标准	稽查数	完全符合	部分符合	不符合	不适用	备注
过程	安全注射	按轮换原则选择注射部位						
		注射角度正确,选择 6mL 以下的针头一般以90 度角进针,6mL 以上的针头以 45 度角或捏皮进行注射						
		胰岛素笔注射拔针前,针头至少停留 10s,拔针后,禁止局部按摩或热敷						
		连续 2 次注射,部位至少间隔 1cm 进行轮换						
		速效、短效胰岛素注射与进餐时间相匹配						
		胰岛素泵输注管道,72h 内更换						
	安全服药	降糖药,如磺脲类、双胍类、α－糖苷酶抑制剂、噻唑烷二酮类、格列奈类等,服用时间、方法正确						
	健康教育	向患者和 / 或陪护人员告知引起糖尿病的高危因素,直至患者和 / 或陪护人员能复述要点						
		向患者和 / 或陪护人员告知饮食控制,直至患者和 / 或陪护人员能复述要点						
		向患者和 / 或陪护人员告知合理运动,直至患者和 / 或陪护人员能复述要点						
		向患者和 / 或陪护人员告知服用降糖药物或注射胰岛素针剂的作用,直至患者和 / 或陪护人员能复述要点						
		指导出院患者和 / 或陪护人员正确检测血糖方法,直至患者和 / 或陪护人员掌握检测方法						
		指导出院患者和 / 或陪护人员对胰岛素针剂的正确使用,直至患者和 / 或陪护人员掌握皮下注射方法						
		向患者和 / 或陪护人员告知低血糖症状和处理方法,直至患者和 / 或陪护人员能复述要点						
	知识掌握	熟知重新进行室内质控的影响因素,如更换试纸条批号、更换电池、仪器及试纸条可能未处于最佳质控等						

项　目		质量评价标准	稽查数	完全符合	部分符合	不符合	不适用	备注
过程	知识掌握	熟知胰岛素针剂吸收快慢的注射部位顺序，即腹部＞上臂外侧＞大腿外侧＞臀部						
	应急管理	熟知低血糖的处理流程						
		熟知酮症酸中毒（专科）的处理流程						
	质控要求	科室和／或主管部门每月或每季度定期对糖尿病管理质量进行督查，有分析及改进措施						
		糖尿病的诊疗与护理规范科内培训频率≥1次／年，并记录						
		患者低血糖、酮症酸中毒（专科）应急模拟演练频率≥1次／半年，并记录						
		科室和／或主管部门运用质量管理工具进行分析						
结果	评价指标	糖尿病管理质量达标率≥95％		达标率：		合格／不合格		

38 患者疼痛管理质量评价标准

* 有患者疼痛的管理制度

* 有患者疼痛治疗风险（专科）的处置预案

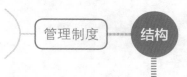

管理制度 —— 结构

疼痛评估

* 疼痛评估工具选择正确

* 患者入院或转入后，有疼痛评估，并记录

* 轻度疼痛患者疼痛数字评分（NRS）在 1~3 分，每日评估；中度疼痛患者 NRS 在 4~6 分，每班次评估；重度疼痛患者 NRS 在 7~10 分，每小时评估

* 患者疼痛处置后，及时评估，静脉给药后 15min，肌肉注射后 30min，直肠给药、口服给药后 1h，外用止痛贴剂使用 8h 后，并记录

* 患者出现突发疼痛或暴发痛应及时评估，并记录

* 按疼痛评估原则进行评估，包括疼痛部位、性质、强度、发生时间、特点、伴随症状

过程

疼痛处理

* 中、重度疼痛患者 NRS ≥ 4 分，及时向医师汇报，采取措施，有效落实

* 非药物镇痛治疗、镇痛药物使用，措施有效落实

* 用药指导正确，口服缓释类药物整片吞服，非甾体类抗炎药物饭后服用

* 外用止痛贴剂的粘贴部位、方法正确

* 镇痛泵使用规范，管道通畅，妥善固定

* 术后镇痛（PCIA）使用独立的静脉通路

第七章 分

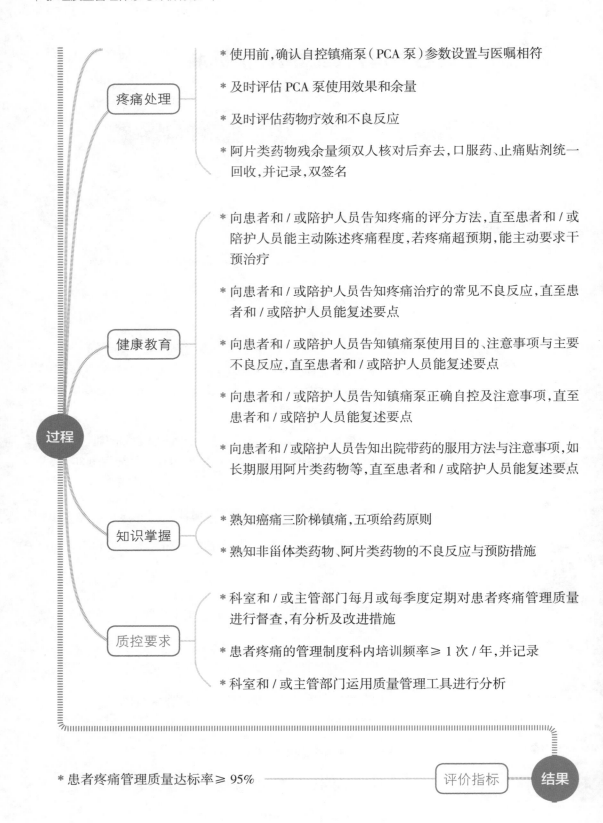

疼痛处理
* 使用前,确认自控镇痛泵(PCA泵)参数设置与医嘱相符
* 及时评估PCA泵使用效果和余量
* 及时评估药物疗效和不良反应
* 阿片类药物残余量须双人核对后弃去,口服药、止痛贴剂统一回收,并记录,双签名

健康教育
* 向患者和/或陪护人员告知疼痛的评分方法,直至患者和/或陪护人员能主动陈述疼痛程度,若疼痛超预期,能主动要求干预治疗
* 向患者和/或陪护人员告知疼痛治疗的常见不良反应,直至患者和/或陪护人员能复述要点
* 向患者和/或陪护人员告知镇痛泵使用目的、注意事项与主要不良反应,直至患者和/或陪护人员能复述要点
* 向患者和/或陪护人员告知镇痛泵正确自控及注意事项,直至患者和/或陪护人员能复述要点
* 向患者和/或陪护人员告知出院带药的服用方法与注意事项,如长期服用阿片类药物等,直至患者和/或陪护人员能复述要点

知识掌握
* 熟知癌痛三阶梯镇痛,五项给药原则
* 熟知非甾体类药物、阿片类药物的不良反应与预防措施

质控要求
* 科室和/或主管部门每月或每季度定期对患者疼痛管理质量进行督查,有分析及改进措施
* 患者疼痛的管理制度科内培训频率≥1次/年,并记录
* 科室和/或主管部门运用质量管理工具进行分析

过程

* 患者疼痛管理质量达标率≥95% —————— 评价指标 ———— 结果

·患者疼痛管理质量评价标准·

项	目	质量评价标准	稽查数	完全符合	部分符合	不符合	不适用	备注
结构	管理制度	有患者疼痛的管理制度						
		有患者疼痛治疗风险（专科）的处置预案						
过程	疼痛评估	疼痛评估工具选择正确						
		患者入院或转入后,有疼痛评估,并记录						
		轻度疼痛患者疼痛数字评分(NRS)在1~3分,每日评估;中度疼痛患者 NRS 在 4~6 分,每班次评估;重度疼痛患者 NRS 在 7~10 分,每小时评估						
		患者疼痛处置后,及时评估,静脉给药后15min,肌肉注射后 30min,直肠给药、口服给药后 1h,外用止痛贴剂使用 8h 后,并记录						
		患者出现突发疼痛或暴发痛应及时评估,并记录						
		按疼痛评估原则进行评估,包括疼痛部位、性质、强度、发生时间、特点、伴随症状						
	疼痛处理	中、重度疼痛患者 NRS ≥ 4 分,及时向医师汇报,采取措施,有效落实						
		非药物镇痛治疗、镇痛药物使用,措施有效落实						
		用药指导正确,口服缓释类药物整片吞服,非甾体类抗炎药物饭后服用						
		外用止痛贴剂的粘贴部位、方法正确						
		镇痛泵使用规范,管道通畅,妥善固定						
		术后镇痛(PCIA)使用独立的静脉通路						
		使用前,确认自控镇痛泵(PCA 泵)参数设置与医嘱相符						

项　目		质量评价标准	稽查数	完全符合	部分符合	不符合	不适用	备注
过程	疼痛处理	及时评估 PCA 泵使用效果和余量						
		及时评估药物疗效和不良反应						
		阿片类药物残余量须双人核对后弃去,口服药、止痛贴剂统一回收,并记录,双签名						
	健康教育	向患者和/或陪护人员告知疼痛的评分方法,直至患者和/或陪护人员能主动陈述疼痛程度,若疼痛超预期,能主动要求干预治疗						
		向患者和/或陪护人员告知疼痛治疗的常见不良反应,直至患者和/或陪护人员能复述要点						
		向患者和/或陪护人员告知镇痛泵使用目的、注意事项与主要不良反应,直至患者和/或陪护人员能复述要点						
		向患者和/或陪护人员告知镇痛泵正确自控及注意事项,直至患者和/或陪护人员能复述要点						
		向患者和/或陪护人员告知出院带药的服用方法与注意事项,如长期服用阿片类药物等,直至患者和/或陪护人员能复述要点						
	知识掌握	熟知癌痛三阶梯镇痛,五项给药原则						
		熟知非甾体类药物、阿片类药物的不良反应与预防措施						
	质控要求	科室和/或主管部门每月或每季度定期对患者疼痛管理质量进行督查,有分析及改进措施						
		患者疼痛的管理制度科内培训频率≥1 次/年,并记录						
		科室和/或主管部门运用质量管理工具进行分析						
结果	评价指标	患者疼痛管理质量达标率≥ 95%		达标率:		合格/不合格		

39 | 肠内、肠外支持疗法管理质量评价标准

· 肠内、肠外支持疗法管理质量检查思维导图 ·

* 有营养输注泵的操作规范

* 有经外周中心静脉置管（PICC）维护的操作规范 —— 管理制度 —— **结构**

过程

营养评估
* 患者营养风险筛查评估准确、完整

* 患者首次营养风险筛查，在入院 24h 内完成

* 患者营养风险筛查（NRS 2002）< 3 分，每周复评

* 患者营养风险筛查（NRS 2002）≥ 3 分，住院 ≥ 4 周，出院时复评

营养液储存
* 营养液现用现配，在 24h 内使用

* 已配制但暂不使用的营养液，储存于医用冷藏冰箱内，温度控制在 4℃，使用前复温

肠内营养
* 使用肠内营养输注泵及肠内营养输注器，肠内营养输注器更换（1 次 / 日）

* 输注方式选择正确

* 喂养时，抬高床头 30°~ 45°

* 喂养前，确认管道位置正确

* 管道妥善固定

* 营养液输注速度准确，浓度、温度符合要求，患者耐受性良好

* 患者耐受性、胃残余量评估准时、正确，并记录

* 肠内营养支持疗法过程中，患者无误吸、未发生与肠内营养支持相关的感染或皮肤黏膜损伤

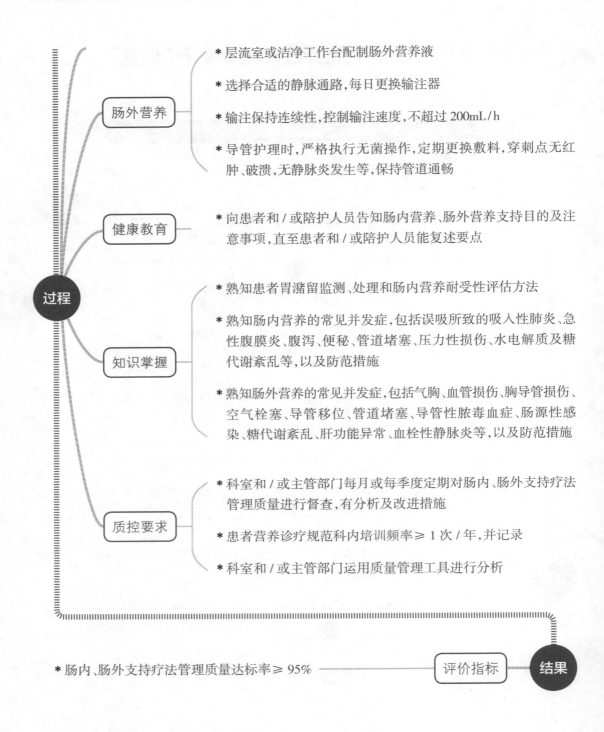

肠外营养
* 层流室或洁净工作台配制肠外营养液
* 选择合适的静脉通路,每日更换输注器
* 输注保持连续性,控制输注速度,不超过 200mL / h
* 导管护理时,严格执行无菌操作,定期更换敷料,穿刺点无红肿、破溃,无静脉炎发生等,保持管道通畅

健康教育
* 向患者和 / 或陪护人员告知肠内营养、肠外营养支持目的及注意事项,直至患者和 / 或陪护人员能复述要点

知识掌握
* 熟知患者胃潴留监测、处理和肠内营养耐受性评估方法
* 熟知肠内营养的常见并发症,包括误吸所致的吸入性肺炎、急性腹膜炎、腹泻、便秘、管道堵塞、压力性损伤、水电解质及糖代谢紊乱等,以及防范措施
* 熟知肠外营养的常见并发症,包括气胸、血管损伤、胸导管损伤、空气栓塞、导管移位、管道堵塞、导管性脓毒血症、肠源性感染、糖代谢紊乱、肝功能异常、血栓性静脉炎等,以及防范措施

质控要求
* 科室和 / 或主管部门每月或每季度定期对肠内、肠外支持疗法管理质量进行督查,有分析及改进措施
* 患者营养诊疗规范科内培训频率 ≥ 1 次 / 年,并记录
* 科室和 / 或主管部门运用质量管理工具进行分析

过程

* 肠内、肠外支持疗法管理质量达标率 ≥ 95% —— 评价指标 ···· 结果

· 肠内、肠外支持疗法管理质量评价标准 ·

项 目		质量评价标准	稽查数	完全符合	部分符合	不符合	不适用	备注
结构	管理制度	有营养输注泵的操作规范						
		有经外周中心静脉置管（PICC）维护的操作规范						
过程	营养评估	患者营养风险筛查评估准确、完整						
		患者首次营养风险筛查,在入院 24h 内完成						
		患者营养风险筛查（NRS 2002）< 3 分,每周复评						
		患者营养风险筛查（NRS 2002）≥ 3 分,住院 ≥ 4 周,出院时复评						
	营养液储存	营养液现用现配,在 24h 内使用						
		已配制但暂不使用的营养液,储存于医用冷藏冰箱内,温度控制在 4℃,使用前复温						
	肠内营养	使用肠内营养输注泵及肠内营养输注器,肠内营养输注器更换（1 次 / 日）						
		输注方式选择正确						
		喂养时,抬高床头 30°~45°						
		喂养前,确认管道位置正确						
		管道妥善固定						
		营养液输注速度准确,浓度、温度符合要求,患者耐受性良好						
		患者耐受性、胃残余量评估准时、正确,并记录						
		肠内营养支持疗法过程中,患者无误吸、未发生与肠内营养支持相关的感染或皮肤黏膜损伤						
	肠外营养	层流室或洁净工作台配制肠外营养液						
		选择合适的静脉通路,每日更换输注器						

项　目		质量评价标准	稽查数	完全符合	部分符合	不符合	不适用	备注
过程	肠外营养	输注保持连续性,控制输注速度,不超过200mL/h						
		导管护理时,严格执行无菌操作,定期更换敷料,穿刺点无红肿、破溃,无静脉炎发生等,保持管道通畅						
	健康教育	向患者和/或陪护人员告知肠内营养、肠外营养支持目的及注意事项,直至患者和/或陪护人员能复述要点						
	知识掌握	熟知患者胃潴留监测、处理和肠内营养耐受性评估方法						
		熟知肠内营养的常见并发症,包括误吸所致的吸入性肺炎、急性腹膜炎、腹泻、便秘、管道堵塞、压力性损伤、水电解质及糖代谢紊乱等,以及防范措施						
		熟知肠外营养的常见并发症,包括气胸、血管损伤、胸导管损伤、空气栓塞、导管移位、管道堵塞、导管性脓毒血症、肠源性感染、糖代谢紊乱、肝功能异常、血栓性静脉炎等,以及防范措施						
	质控要求	科室和/或主管部门每月或每季度定期对肠内、肠外支持疗法管理质量进行督查,有分析及改进措施						
		患者营养诊疗规范科内培训频率≥1次/年,并记录						
		科室和/或主管部门运用质量管理工具进行分析						
结果	评价指标	肠内、肠外支持疗法管理质量达标率≥95%	达标率:			合格/不合格		

常见护理评估量表

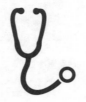

40 日常生活能力评估量表

1. 日常生活能力（ADL）评估量表

评估项目	分　值			
使用公共车辆	1	2	3	4
行　走	1	2	3	4
做饭菜	1	2	3	4
做家务	1	2	3	4
吃　药	1	2	3	4
吃　饭	1	2	3	4
穿　衣	1	2	3	4
梳头、刷牙等	1	2	3	4
洗　衣	1	2	3	4
洗　澡	1	2	3	4
购　物	1	2	3	4
定时上厕所	1	2	3	4
打电话	1	2	3	4
处理自己钱物	1	2	3	4

评估说明　1分：自己完全可以做；2分：有些困难；3分：需要帮助；4分：根本无法做。

文献出处：

LAWTON M P, BRODY E M. Assessment of older people : self–maintaining and instrumental activities of daily living［J］Gerontologist, 1969, 9（3）: 179 –186.

第八部分

249

2. 改良巴塞尔指数（MBI）评估量表

评估项目	生活自理能力分级 / 分值				
	完全依赖	最大帮助	中等帮助	最小帮助	完全独立
	1 级	2 级	3 级	4 级	5 级
修　饰	0	1	3	4	5
洗　澡	0	1	3	4	5
进　食	0	2	5	8	10
如　厕	0	2	5	8	10
穿　衣	0	2	5	8	10
控制大便	0	2	5	8	10
控制小便	0	2	5	8	10
上、下楼梯	0	2	5	8	10
床、椅转移	0	3	8	12	15
平地行走	0	3	8	12	15
坐轮椅	0	1	3	4	5

评估说明 ＜20 分为极严重功能缺陷,生活完全需要依赖;20~39 分为生活需要很大帮助;40~60 分为生活需要帮助;＞60 分为生活基本自理;100 分为生活自理。

文献出处:

COLLIN C, WADE D T, DAVES S, et al. The Barthel ADL index : A reliability study［J］. Int Disabil stud, 1988, 10（2）: 61–63.

41 | 住院患者常用跌倒风险评估量表

1. 托马斯跌倒风险评估量表

评估项目	结果 / 分值			
1. 因跌倒住院或住院期间发生跌倒	无□	0分	有□	1分
你认为患者是否有以下情况（第2项—第5项）				
2. 躁动不安或谵妄	无□	0分	有□	1分
3. 视觉障碍已影响日常生活	无□	0分	有□	1分
4. 需要频繁上厕所	无□	0分	有□	1分
5. 活动欠耐力，只能短暂站立，需协助或辅助器材方可下床	无□	0分	有□	1分

评估说明 跌倒风险因素高于2项，可判定为高危人群。

文献出处：

朱色,王瑾瑾,吴娟,等.中文版托马斯跌倒风险评估工具在我国老年住院患者中应用的信效度评价[J].中国实用护理杂志,2014,30（33）：50–51.

2. 约翰霍普金斯跌倒风险评估量表

第一部分：可以根据患者情况直接进行跌倒危险等级的评定
1. 完全瘫痪或完全行动障碍的患者,给予低跌倒风险的安全干预措施。
2. 住院前6个月内有2次及以上的跌倒经历的患者,在住院治疗期间按跌倒高风险患者给予安全干预措施。
3. 此次住院期间患者有跌倒经历的,按跌倒高风险患者给予安全干预措施。
4. 若按医院制度规定为高风险跌倒的患者,即按跌倒高风险患者给予安全干预措施。

第二部分：患者的状况不符合第一部分的任何条目,则进入第二部分的评定,并计算跌倒风险得分

评估项目	风险因素 / 分值	
年　龄	60~69岁	1
	70~79岁	2
	≥80岁	3
跌倒史	最近6个月曾有不明原因跌倒经历	5

续　表

	失　禁	2
排泄、排便和排尿	紧迫或频繁的排泄	2
	失禁且紧急和频繁的排泄	4
使用高跌倒风险的药物：包括镇痛泵／麻醉剂、抗癫痫药、降压药、利尿药、催眠药、泻药、镇静剂和精神药物	患者使用 1 种高跌倒风险的药物	3
	患者使用 2 种或 2 种以上高跌倒风险的药物	5
	患者在过去的 24 小时之内曾有手术镇静史	7
患者携带的导管：是指任何与患者相连接的导管，例如静脉输液、胸腔引流管、留置导尿等	患者携带 1 种导管	1
	患者携带 2 种导管	2
	患者携带 3 种或以上的导管	3
活动能力	患者移动、转运或行走时需要辅助或监管	2
	患者步态不稳定	2
	患者因视觉或听觉障碍而影响移动	2
认　知	患者定向力障碍	1
	烦　躁	2
	认知限制或障碍	4

评估说明　<6 分为低危跌倒风险；6~13 分为中危跌倒风险；＞ 13 分为高危跌倒风险。

文献出处：

POE S S, CVACH M, DAWSON P B, et al.The Johns Hopkins Fall Risk Assessment Tool : postimplementation evaluation ［J］.J Nurs Care Qual,2007,22（4）: 293–298.

3. Morse 跌倒风险评估（MFS）量表

评估项目	结果 / 分值	
近 3 个月有无跌倒	无□	0
	有□	15
多于一个疾病诊断	无□	0
	有□	15
使用行走辅助用具	不需要 / 卧床休息 / 护士辅助	0
	拐杖、助步器、手杖	15
	依扶家具行走	30
静脉输液	否□	0
	是□	20
步 态	正常、卧床不能移动	0
	虚弱乏力	10
	功能障碍 / 残疾	20
认知状态	量力而行	0
	高估自己能力 / 忘记自己受限制	15
危险程度	MFS 分值	措 施
零危险	0~24 分	一般措施
低度危险	25~45 分	标准预防跌倒措施
高度危险	> 45 分	高危险防止跌倒措施

文献出处：

MORSE J M, BLACK C, OBERLE K, et al.A prospective study to identify the fall-prone patient ［J］.Soc Sci Med,1989,28（1）：81-86.

4. Hendrich 跌倒风险评估量表

评估项目	分 值	备 注
意识模糊、定向力障碍、行为冲动	4	
抑郁状态	2	
排泄方式改变	1	
头晕、眩晕	1	
男 性	1	
服用抗癫痫药物	2	
服用苯二氮䓬类药物	1	
起立 — 行走测试		
无需撑扶可自行站起 — 步态平稳	0	
撑扶一次即能站起	1	
尝试多次才能站起	3	
在测试中需他人辅助才能站起或者医嘱要求他人辅助和 / 或绝对卧床,如果不能评估,在病历上注明日期时间	4	

评估说明 ≥ 5 分为高风险。

文献出处:

张聪聪 .Hendrich 跌倒风险评估量表的汉化及信效度评价[D]. 北京:协和医科大学,2010.

42 | 改良住院儿童跌倒风险评估量表

项 目	风险因素	分 值
年 龄	> 1~ ≤ 3 岁	4
	> 3~ ≤ 7 岁	3
	> 7~ ≤ 13 岁	2
	> 13 岁	1
性 别	男	2
	女	1
诊 断	神经系统疾病,骨骼、关节系统疾病,眼科疾病	4
	氧合功能改变(呼吸系统疾病、心血管系统疾病、脱水、贫血、厌食、晕厥、头晕等),电解质紊乱	3
	心理 / 行为疾病	2
	其他疾病,疾病导致不能活动或移动	1
认知障碍	没有意识到不能自我行动	3
	忘记有行动的限制	2
	能自我辨识方位,昏迷,无反应	1
环境因素	住院期间有跌倒 / 坠床史,患儿使用辅助器具(拐杖、助行器、轮椅等),婴幼儿被放置在无护栏的成人床	4
	近 1 个月有跌倒 / 坠床史,婴幼儿被放置在有护栏的成人床	3
	近 3 个月有跌倒 / 坠床史,婴幼儿被放置在有护栏的婴儿床	2
	无跌倒 / 坠床史	1
镇静 / 麻醉后	12h 内	3
	24h 内	2
	超过 24h/ 没有	1
药物使用	联合用药:镇静剂、安眠药、巴比妥类药、吩噻嗪类药、抗抑郁药、利尿剂、麻醉药、降压药	3

项　目	风险因素	分　值
药物使用	以上其中一种药物	2
	其他药物 / 没有	1

评估说明　评估表共有 7 个方面，每方面最低分值为 1 分，若某个方面对患儿不适用，也为 1 分；若患儿在某个方面两个类别都符合，取最高分。最高分值为 23 分，最低分值为 7 分，7~11 分为低危患儿，≥ 12 分为高危患儿。

文献出处：

陈朔晖，梁建凤，诸纪华 . Rasch 模型分析评估住院儿童跌倒风险量表［J］. 护理与康复，2016，15（10）：925-932.

43 | Braden 压疮风险评估量表

评估项目	风险因素 / 分值			
	1	2	3	4
感 觉	完全受限	十分受限	轻度受限	未受损害
机体对压力所引起的不适感的反应能力	对疼痛刺激无反应	只对疼痛刺激有反应,呻吟或躁动	对口头指令有反应,但不能表达不适或需求	对口头指令有反应,没有感觉限制级表达疼痛不适的感觉缺陷
潮 湿	持久潮湿	非常潮湿	偶尔潮湿	很少潮湿
皮肤处于潮湿状态的程度	由于汗液、尿液等,皮肤总呈潮湿状。每日患者更换体位或翻身时均能观察到潮湿	皮肤经常,但不总是潮湿,更换床单元(至少 1 次 / 班次)	皮肤偶尔潮湿,更换床单元(至少 1 次 / 班次)	皮肤经常性保持干燥,只需常规更换床单元
活 动	卧床不起	局限于椅	偶尔步行	经常步行
躯体活动的能力	限制于床上	不能独立站立,必须在协助下坐在椅子或轮椅上	能步行一段短距离,大部分时间卧床或坐在椅子上	房间外活动(至少 2 次 / 日),日间在房间活动(至少 1 次 / 2 小时)
移 动	完全不能	严重受限	轻度受限	不受限
改变或控制躯体位置的能力	没有帮助时,身体或远端肢体不能做任何轻微的移动	身体或远端肢体能偶尔轻微移动,但不能独立频繁移动或做明显的动作	身体或远端肢体能独立进行小的、频繁的移动	无须帮助即可进行大部分的、频繁的移动动作
营 养	非常差	可能不足	适 当	良 好
日常食物的摄入模式	从未吃完 1 份饭,很少能进食超过 1/3 份饭,喝水很少,未进食流质饮食或禁食,或只能喝水,或静脉补液 5 日以上	通常只能吃 1/2 份食物,偶尔能吃完 1 份饭,或摄入的流质或鼻饲饮食低于最佳需要量	能进食半份以上的食物,或以鼻饲或全肠道营养而维持营养需求	能进食几乎整份饭菜,从不拒绝进食

续　表

评估项目	风险因素 / 分值			
	1	2	3	4
摩擦力和剪切力	有问题	有潜在问题	无明显问题	—
—	活动时需要中等到大部分帮助，不借助床单的摩擦，不能完全抬起身体的某个部分，经常滑下床或椅，痉挛/挛缩和振动导致持续的摩擦	自主移动微弱或需要小部分帮助，在移动时，皮肤可能与床单、座椅、约束带或其他器械摩擦，相对来说，大部分时间能在椅子或床上保持良好的体位，只是偶尔会下滑	在床或椅子上能独立移动，在移动时肌肉有足够的力量支持，所有时间都能保持良好的体位	—

评估说明　15~16 分为轻度危险（年龄 ≥ 70 岁者，分值提升至 15~18 分为轻度危险）；13~14 分为中度危险；≤ 12 分为高度危险。

文献出处：

BERGSTROM N，DEMUTH P J，BRADEN B J. A clinical trial of the Braden Scale for Predicting Pressure Sore Risk ［J］. The Nur Clinic of North America, 1987, 22（2）: 417–428.

44 疼痛数字评分法（NRS）

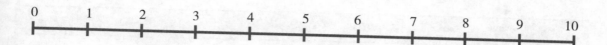

0　　1　　2　　3　　4　　5　　6　　7　　8　　9　　10

评估说明 0 为无痛；1~3 分为轻度疼痛；4~6 分为中度疼痛；7~10 分为重度疼痛。

文献出处：

1. JOOS E, PERETZ A, BEGUIN S, et al. Reliability and reproducibility of visual analogue scale and numeric rating scale for therapeutic evaluation of pain in rheumatic patients［J］. Journal of Rheumatology,1991,18（8）:1269–1270.

2. PAICE J A, COHEN F L . Validity of a verbally administerd numeric rating scaleto measure cancer pain intensity［J］. Cancer Nurs, 1997, 20（2）:88–93.

3. 严广斌 .NRS 疼痛数字评价量表 numerical rating scale[J]. 中华关节外科杂志（电子版）,2014，8（3）:410.

45 格拉斯哥昏迷评估（GCS）量表

评估项目		分 值
睁眼反应（E）	有目的、自发睁眼	4
	呼叫时睁眼	3
	疼痛刺激时睁眼	2
	任何刺激不睁眼	1
言语反应（V）	定向正常	5
	定向不佳	4
	词不达意	3
	言语难辨、不能理解	2
	无语言	1
非偏瘫侧运动反应（M）	正常（服从命令）	6
	对刺痛能定位	5
	疼痛时逃避反应	4
	疼痛时呈屈曲状态	3
	疼痛时过伸状态	2
	无运动反应	1

评估说明 评定时间 2 分钟。优点：简单、可靠。最高分值 15 分，预后最好；最低分值 3 分，预后最差；分值 8 分或以上恢复机会大；分值 3~5 分潜在死亡危险，尤其是伴有瞳孔固定或缺乏眼前庭反射。

使用注意事项 若遇以下情况，不宜进行 GCS：1. 手术患者麻醉作用尚未消失；2. 有各种睁眼障碍；3. 带气管插管者；4. 经医师判定已处于植物生存状态者。
处于以上状态时所得到的分值已不能代表意识障碍的准确性，即不应再进行 GCS。

文献出处：
TEASDALE G，JENNETT B. Assessment of coma and impaired consciousness. A practical scale ［J］.Lancet, 1974,2（7872）: 81–84.

46 改良早期预警评估（MEWS）量表

评估项目	分　值						
	3	2	1	0	1	2	3
心率（次/分钟）		≤ 40	41~50	51~100	101~110	111~129	≥ 130
收缩压（mmHg）	≤ 70	71~80	81~100	101~199		≥ 200	
呼吸频率（次/分钟）		< 9		9~14	15~20	21~29	≥ 30
体温（℃）		< 35		35.0~38.4		≥ 38.5	
意识				清楚	对声音有反应	对疼痛有反应	无反应

评估说明 总分 0~14 分，分值越高患者病情越重。

文献出处：

林良友，林海燕.改良早期预警评分在急诊内科的应用［J］.中华急诊医学杂志，2010，19（1）：92–93.

附 录

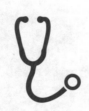

附录 A　护理管理类法律法规规章及参考文献

1. GB 15982—2012，医院消毒卫生标准［S］.

2. WS 310.1—2016，医院消毒供应中心 第 1 部分：管理规范［S］.

3. WS 310.2—2016，医院消毒供应中心 第 2 部分：清洗消毒及灭菌技术操作规范［S］.

4. WS 310.3—2016，医院消毒供应中心 第 3 部分：清洗消毒及灭菌效果监测标准［S］.

5. WS 507—2016，软式内镜清洗消毒技术规范［S］.

6. WS/T 311—2009，医院隔离技术规范［S］.

7. WS/T 313—2019，医务人员手卫生规范［S］.

8. WS/T 367—2012，医疗机构消毒技术规范［S］.

9. WS/T 510—2016，病区医院感染管理规范［S］.

10. WS/T 512—2016，医疗机构环境表面清洁与消毒管理规范［S］.

11. WS/T 591—2018，医疗机构门急诊医院感染管理规范［S］.

12. WS/T 592—2018，医院感染预防与控制评价规范［S］.

13. 卫生部 . 急诊科建设与管理指南（试行），2009.

14. 卫生部 . 卫生部关于印发《病历书写基本规范》的通知，2011.

15. 卫生部 . 卫生部关于在全国医疗卫生系统开展"三好一满意"活动的通知，2011.

16. 国家卫生计生委办公厅 . 需要紧急救治的急危重伤病标准及诊疗规范方案，013.

17. 浙江省高压氧医疗质量控制中心 . 关于开展浙江省医用高压氧舱医疗质量和安全检查的通知，2016.

18. 郭莉，徐梅 . 手术室专科护理［M］. 北京：人民卫生出版社，2018.

19. 郭莉 . 手术室护理实践指南［M］. 北京：人民卫生出版社，2018.

20. 郭晓蕙 . 中国胰岛素泵治疗护理管理规范［M］. 天津：天津科学技术出版社，2017.

21. 姜梅，庞汝彦 . 助产士规范化培训教材［M］. 北京：人民卫生出版社，2017.

22. 李国宏 . 介入护理指南［M］. 南京：江苏凤凰科学技术出版社，2019.

23. 梁廷波 . 病历书写规范［M］. 杭州：浙江大学出版社，2018.

24. 王波定，芦曙辉，刘丽萍 . 常用医疗知情同意告知书参考模板［M］. 宁波：宁波出版社，2020.

25. 徐琴鸿，刘丽萍 . 护理技能操作流程与评分标准［M］. 宁波：宁波出版社，2019.

26. 林惠凤. 实用血液净化护理［M］. 上海：上海科学技术出版社，2016.

27. 刘鑫，陈伟. 医疗质量安全核心制度理论与实践［M］. 北京：中华医学电子音像出版社，2018.

28. 毛燕君，秦月兰，刘雪莲. 介入手术室护理管理实用手册［M］. 上海：第二军医大学出版社，2017.

29. 童莺歌，田素明. 疼痛护理学［M］. 杭州：浙江大学出版社，2017.

30. 魏碧蓉. 高级助产学（第2版）［M］. 北京：人民卫生出版社，2017.

31. 吴欣娟. 护理管理工具与方法实用手册［M］. 北京：人民卫生出版社，2015.

32. 徐梅. 北京协和医院手术室护理工作指南［M］. 北京：人民卫生出版社，2016.

33. 袁静. 血液净化护理培训教程［M］. 杭州：浙江大学出版社，2019.

34. 张波，桂莉. 急危重症护理学［M］. 北京：人民卫生出版社，2017.

35. 张聪聪. Hendrich跌倒风险评估量表的汉化及信效度评价［D］. 北京：协和医科大学，2010.

36. 张玉侠. 实用新生儿护理学［M］. 北京：人民卫生出版社，2015.

37. 浙江省卫生健康委员会. 浙江省综合医院等级评审标准［M］. 杭州：浙江科学技术出版社，2019

38. 林良友，林海燕. 改良早期预警评分在急诊内科的应用［J］. 中华急诊医学杂志，2010，19（1）：92–93.

39. 急诊预检分诊专家共识组. 急诊预检分诊专家共识［J］. 中华急诊医学杂志，2018，27(6)：599–604.

40. 陈朔晖，梁建凤，诸纪华. Rasch模型分析评估住院儿童跌倒风险量表［J］. 护理与康复，2016，15（10）：925–932.

41. 汪晖，尹世玉，王颖. 保护性约束信息化管理系统的构建及应用［J］. 中华护理杂志，2019，54（6）：850–854.

42. 王方方，朱春云，王华. 层流净化产房感染控制管理研究现状［J］. 中华妇幼临床医学杂志（电子版），2019，15（2）：132–136.

43. 吴娟，钱海兰，胡雁，等. ICU成人置管患者合理身体约束最佳证据的临床应用［J］. 中国护理管理，1395–1402.

44. 徐欣，陈肖敏，徐雪英. 实施国际医院评审标准完善手术室护士专业化培训［J］. 中华护理杂志，2010，45（11）：1004-1006.

45. 严广斌.NRS 疼痛数字评价量表 numerical rating scale[J]. 中华关节外科杂志（电子版），2014，8（3）:410.

46. 袁皓，胡黎园，刘晴，等.早产儿病房光线暴露强度监测［J］.护理学杂志，2016，31（21）：45-47.

47. 詹昱新，李素云，杨中善，等.住院患者肠外营养护理质量评价指标体系的构建［J］.中华护理杂志，2019，54（9）：1291-1296.

48. 赵诗雨，喻娇花，汪欢，等.基于循证构建肠内营养护理质量敏感指标体系［J］.中华护理杂志，2019，54（3）：344-349.

49. 中国创伤救治联盟，中华医学会急诊医学分会院前急救学组，北京医师协会院前急救分会.特重大突发事件医学救援策略专家共识［J］.中华灾害救援医学，2018，6（1）：1-4.

50. 中国老年保健协会第一目击者现场救护专业委员会，现场救护第一目击者行动专家共识组.现场救护第一目击者行动专家共识［J］.中华危重病急救医学，2019，31（5）：513-527.

51. 中国医师协会新生儿科医师分会.早产儿治疗用氧和视网膜病变防治指南（修订版）［J］.中华实用儿科临床杂志，2013，28（23）：1835-1836.

52. 中华护理学会肿瘤护理专业委员会.癌痛患者护理指引专家共识（2017 年版）［J］.中国护理管理，2017，17（12）1585-1587.

53. 朱色，王瑾瑾，吴娟，等.中文版托马斯跌倒风险评估工具在我国老年住院患者中应用的信效度评价［J］.中国实用护理杂志，2014，30（33）：50-51.

54. BERGSTROM N, DEMUTH P J, BRADEN BJ. A clinical trial of the Braden Scale for Predicting Pressure Sore Risk［J］.The Nur Clinic of North America，1987，22（2）：417-428.

55. COLLIN C, WADE D T, DAVES S, et al. The Barthel ADL index: A reliability study［J］. Int Disabil stud 1988，10（2）：61-63.

56. LAWTON M P，BRODY E M. Assessment of older people：self-maintaining and instrumental activities of daily living［J］Gerontologist，1969，9（3）：179-186.

57. JOOS E, PERETZ A, BEGUIN S, et al. Reliability and reproducibility of visual analogue scale and numeric rating scale for therapeutic evaluation of pain in rheumatic patients［J］.Journal of Rheumatology 1991,18（8）:1269-1270.

58. PAICE J A, COHEN F L . Validity of a verbally administerd numeric rating scaleto measure cancer pain intensity［J］. Cancer Nurs, 1997, 20（2）:88−93.

59. MORSE J M , BLACK C , OBERLE K , et al.A prospective study to identify the fall−prone patient［J］. Soc Sci Med，1989，28（1）：81−86.

60. POE S S，CVACH M，DAWSON P B，et al.The Johns Hopkins Fall Risk Assessment Tool：postimplementation evaluation［J］.J Nurs Care Qual，2007，22（4）：293−298.

61. TEASDALE G , JENNETT B. Assessment of coma and impaired consciousness. A practical scale［J］. Lancet，1974，2（7872）：81−84.

附录 B　抢救车物品、药品放置示意表（例表）

编号	分类	物品、药品	基数	物品、药品	基数	物品、药品	基数
车顶		除颤仪	1	/	/	/	/
车背		心脏胸外按压板	1	/	/	/	/
左侧		医用垃圾桶	1	免洗手消毒液	1	锐器盒	1
右侧		输液杆	1	/	/	/	/
延伸板		清点本	1	记录单	1	/	/
抽屉 1	药物	盐酸肾上腺素 1mL：1mg	10	盐酸异丙肾上腺素 2mL：1mg	2	尼可刹米 1.5mL：0.375g	5
		重酒石酸间羟胺 1mL：10mg	5	盐酸多巴胺 2mL：20mg	5	去乙酰毛花苷 2mL：0.4mg	2
		盐酸利多卡因 5mL：0.1g	3	甲泼尼龙琥珀酸钠 40mg	5	地西泮 2mL：10mg	2
		硫酸阿托品 1mL：0.5mg	2	呋塞米 2mL：20mg	5	盐酸胺碘酮 5mL：150mg	5
抽屉 2	注射用具	5mL 针筒	5	10mL 针筒	5	20mL 针筒	2
		50mL 针筒	2	输液器	2	输血器	1
		延长管	2	动脉采血器	2	真空采血针	2
	呼吸道用物及其他	口咽通气管（大）	1	口咽通气管（中）	1	口咽通气管（小）	1
		粗接管	2	开口器	1	舌钳	1
		压舌板	1	瞳孔测量笔	1	电池	2
		吸氧装置	1	吸氧管	1	吸氧卡	1
		吸氧面罩	1	无菌手套	4	约束带	1

编号	分类	物品、药品	基数	物品、药品	基数	物品、药品	基数
底柜上层	输液及溶媒类	甘露醇 250mL∶50g	1	碳酸氢钠 250mL∶12.5g	1	乳酸钠林格注射液 500mL	1
		706 代血浆软袋 500mL	1	0.9 氯化钠 250mL∶2.25g	2	0.9 氯化钠 10mL∶0.09g	10
		50% 葡萄糖 20mL∶10g	5	输液网套	1	/	/
	除颤用物	起搏电极片	1	起搏导联线	1	导电胶	1
		除颤热敏打印纸	1	/	/	/	/
	注射盘及用物	复合碘棉签	1	输液贴	1	5.5 号头皮针	2
		18G 与 20G 留置针	2	肝素帽	2	敷 贴	2
		压脉带	1	布 胶	1	砂 轮	1
		输液巡视单	1	注射盘	1	剪 刀	1
		三通管	2	/	/	/	/
底柜下层	其他用物	电子血压计	1	听诊器	1	接线板与扳手	1
		加压袋	1	2 道或 3 道微量注射泵	2	/	/
	气道用物	吸引装置	1	吸痰管	5	/	/
		换药盒	5	0.9 氯化钠 500mL∶4.5g（玻璃瓶）	1	一次性气管插管包和简易呼吸球囊整合工具箱	1

附录 C　护理工作质量控制查检表（例表）

序号	检查项目	检查情况				评分比值				扣分原因
		稽查数	完全符合	部分符合	不符合	不适用	完全符合率	部分符合率	不符合率	达标率	
1											
2											
3											
4											
5											
6											
7											
8											
9											
10											
11											
12											
合计											

评估说明　1. 稽查数由各质控小组设定，当稽查数不足设定值时，按实际稽查数填写。2. 当某项目不适用科室的实际情况时，在"不适用"栏内打"√"，不计入该项目分值。